GIMNASIA PARA LA COLUMNA VERTEBRAL

COLECCIÓN CUERPO SANO

GIMNASIA PARA LA COLUMNA VERTEBRAL

Por

Silke Grotkasten
Hubert Kienzerle

6.ª Edición

Revisado por:

Dr. Mario Lloret

iUniverse.com, Inc.

San Jose New York Lincoln Shanghai

Gimnasia Para La Columna Vertebral

This edition republished by
arrangement with iUniverse.com, Inc.

For information address:
iUniverse.com, Inc.
5220 S 16th, Ste. 200
Lincoln, NE 68512
www.iuniverse.com

Originally published by Heyne Bücher

ISBN: 0-595-19643-8

Printed in the United States of America

ÍNDICE

AGRADECIMIENTOS

Los autores agradecen su colaboración a Julia Höhne y a Wolfgang Berchtold, quienes se ofrecieron a elaborar las imágenes de demostración.
El equipo lo facilitó amablemente la firma Puma.
Los dibujos fueron realizados por Katharina Hänel.
Asimismo agradecemos a Anjuli Chatterjea, Fedor Bochow, Henning Hinze y Gerd Wörner, que fueron de gran ayuda con su consejo y apoyo en la elaboración del manuscrito.

PRÓLOGO

La salud de la gente tiene gran importancia en nuestra comunidad. El alto número de conciudadanos que sufren transtornos y lesiones en la columna vertebral, aumenta de forma alarmante.

Prácticamente no existe ninguna persona que, en algún momento de su vida, no haya tenido algún tipo de dolor en el ámbito de la columna vertebral.

Con esta selección de ejercicios, los autores nos ofrecen una excelente oportunidad de anticiparnos a estas enfermedades y de este modo actuar contra dolores que aparecen con la edad.

Silke Grotkasten y Hubert Kienzerle se han propuesto reunir y ordenar sus conocimientos como profesores y sus experiencias como miembros de la Junta de Enseñanza de la Asociación Regional Deportiva Bávara, distrito Alta Baviera.

Este libro se distingue sobre todo por una ordenación clara de los temas, unos programas de ejercicios muy amplios, como también por contener indicaciones útiles para aplicarlas a nuestra vida cotidiana que pueden ayudarnos a evitar acciones nocivas para nuestra espalda.

Dr. Med. Margot Ortner

INTRODUCCIÓN

Según las estadísticas, una de cada tres personas sufre de dolores de espalda, que pueden ser tanto latentes como manifestarse periódicamente. Podría incluso hablarse de una enfermedad de la civilización. Un 80% de los dolores de espalda tienen su causa en que el sistema muscular se encuentra hipertónico o hipotrófico, y en sólo un 20% de los casos se pudo emitir un diagnóstico patológico.

Las causas de estos datos alarmantes son varias:

- Falta de movimiento como consecuencia de nuestra civilización tecnificada que conlleva una debilidad muscular (coche, escaleras mecánicas, etc.).
- Posturas incorrectas, esfuerzos unilaterales en el trabajo y el comportamiento cotidiano (actividades prioritariamente sedentarias o de pie, que requieren ser compensadas).
- Los transtornos psicosomáticos, los esfuerzos psíquicos y el estrés conllevan que la musculatura se contraiga y después se deforme.
- Unas pautas de movimientos erróneas en la vida cotidiana constituyen un esfuerzo excesivo e incorrecto por parte de la columna vertebral y de los discos intervertebrales (calzado inadecuado; técnica de levantamiento errónea; el trabajo de casa se lleva a cabo en posturas no funcionales desde el punto de vista fisiológico, como por ejemplo el pasar el aspirador, planchar, fregar, etc.).
- A partir de los 20 años comienzan los procesos degenerativos de los discos intervertebrales, que pueden ser combatidos con una musculatura educada o tonificada.

No hay duda que en la población ya existe una nueva conciencia en cuanto a la relación entre salud y actividad física. El concepto de "deporte y salud" ya forma parte de nuestro uso de la lengua. Si antes salud significaba "no estar enfermo", hoy en día este concepto conlleva el bienestar intelectual, espiritual y corporal del hombre.

La gimnasia para la columna vertebral también su utiliza como medida preventiva (en clubs, escuelas de enseñanza superior, etc.). Antes sólo se llevaba a cabo en el marco de la gimnasia terapéutica, cuando el niño ya había mostrado alguna alteración (después de operaciones de columna, hernias discales, dolencias agudas).

Sin embargo, aún persisten deficiencias en la transmisión de la información sobre el cómo y el porqué de la aplicación de la gimnasia para la columna vertebral de tal forma que un esfuerzo excesivo pueda producir lesiones.

Actualmente, la finalidad está en exigir un esfuerzo funcionalmente correcto a la musculatura que estabiliza la columna, evitando así lesiones y descargando tanto la columna como los discos intervertebrales.

Una condición previa del programa de ejercicios es saber cuál es la postura adecuada de pie.

Los ejercicios se distinguen por ser sostenidos e isométricos o bien ser realizados de forma lenta y consciente.

Los movimientos con fuerte rebote y balanceo han sido eliminados, ya que producen pequeños golpes continuos sobre los discos intervertebrales y, por tanto, actúan de sobrecarga más que de alivio.

Los ejercicios tienen como finalidad, por una parte, mantener la funcionalidad de la musculatura. Si ya existen transtornos funcionales, tendrán que efectuar un estiramiento y relajación, o reforzamiento, en los puntos afectados, para así aliviar de nuevo la columna vertebral.

La conservación y recuperación de la movilidad se conseguirá por la movilización de determinados segmentos de la columna.

Los ejercicios de descarga son útiles para la relajación activa, con una respiración realizada conscientemente para así aumentar los efectos y sensibilizar al organismo.

UNA COLUMNA VERTEBRAL SANA

ESTRUCTURA Y FUNCIÓN

La columna vertebral, como órgano de eje, desempeña diferentes funciones. Soporta la cabeza y estabiliza la postura erguida.

La columna puede moverse en todas direcciones. Esta movilidad es posible gracias a una serie de segmentos en movimiento, las vértebras.

La columna está compuesta de 24 piezas, 7 vértebras cervicales, 12 vértebras dorsales y 5 vértebras lumbares; otras 9 vértebras están adheridas formando el sacro y el coxis.

DISCOS INTERVERTEBRALES

Los discos intervertebrales se encuentran entre las vértebras, que están conectadas delante y detrás con los cuerpos vertebrales por unas bandas longitudinales. Son los discos los que hacen posible la movilidad de cada una de las vértebras.

El disco intervertebral tiene una superficie básica de unos 5 cm^2 y aumenta de altura desde arriba (3 mm) hacia abajo (9 mm). Estos discos están formados por un núcleo gelatinoso con alto contenido en agua (comparable a un colchón de agua). Dicho núcleo está envuelto en un tejido conjuntivo formado por un arco o manto fibroso.

Los discos tienen la función de amortiguar los golpes que sufre la columna. Absorben estas descargas como si fueran un verdadero amortiguador.

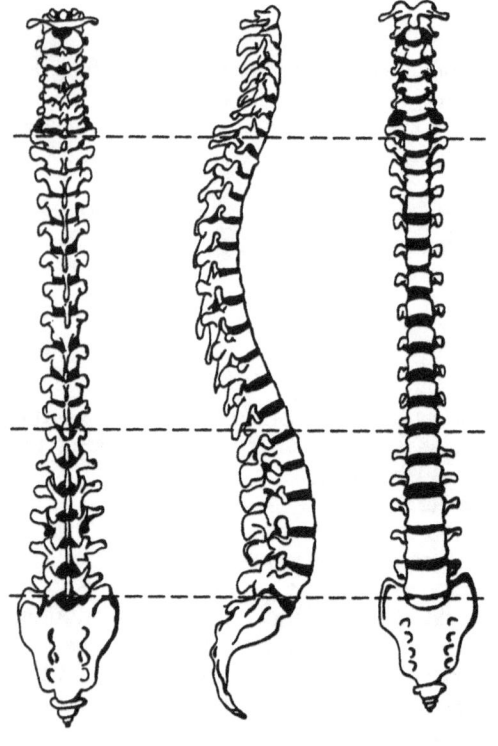

Columna cervical.
7 vértebras cervicales.

Columna dorsal.
12 vértebras dorsales.

Columna lumbar.
5 vértebras lumbares.

Sacro y coxis.

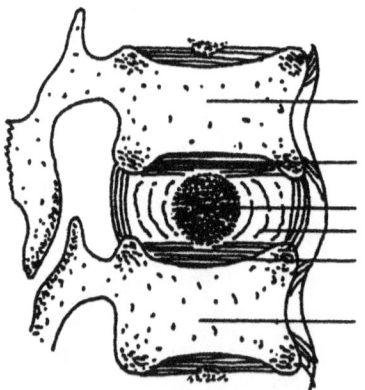

Cuerpo vertebral.

Placa cartilaginosa.
Núcleo gelatinoso.
Aro fibroso.
Placa cartilaginosa.

Cuerpo vertebral.

LA MUSCULATURA DE SOSTÉN

El aparato de movimiento pasivo conjuntamente con el raquis dorsal es un armazón. El solo no es capaz de mantener su posición o de cambiarla.

Solamente la musculatura de sostén mueve y al mismo tiempo aguanta la columna; se podría comparar con los obenques que sujetan el mástil en un barco de vela.

Unos obenques fuertes y tirantes son los responsables de que el mástil sea flexible. Si los obenques no son lo suficientemente fuertes, el navegante dirá que están "blandos".

Sin la función de soporte que tiene la musculatura de sostén, la columna vertebral degenera y se desmorona.

Según sea el desarrollo de la musculatura de sostén se podrán apreciar las distintas posturas:

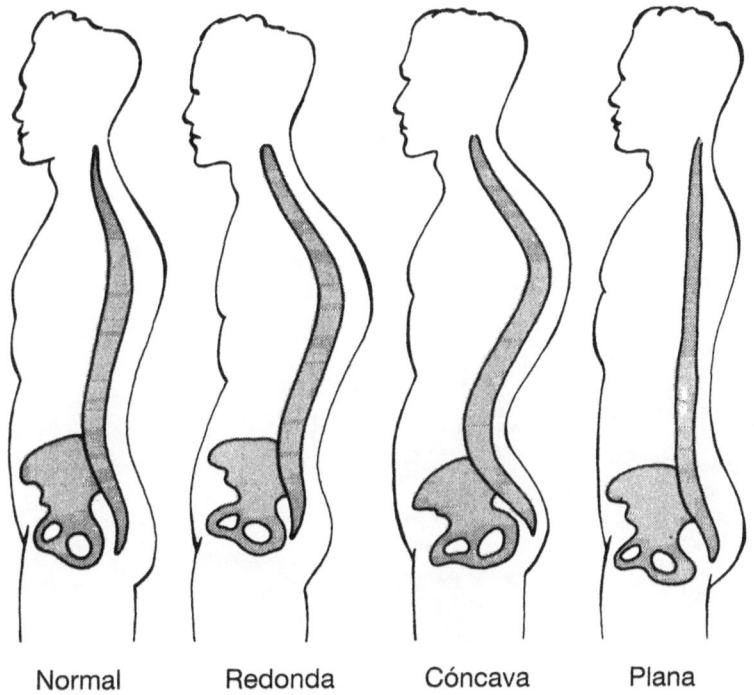

Normal   Redonda   Cóncava   Plana

De: Schmidt, dolores de espalda y dolencias de discos. Con permiso de la editorial Hädecke.

LA POSTURA ERGUIDA

LA POSTURA ERGUIDA DE PIE

A lo largo de su evolución, el hombre ha tomado como propia la postura erguida.

Los huesos del cuerpo están colocados unos sobre otros de forma ordenada, mientras que las articulaciones tienen la función de conectar los huesos entre sí y de esta forma contribuir a la movilidad.

Tan sólo gracias a la musculatura que recubre nuestros huesos, somos capaces de sostener nuestro sistema esquelético.

La totalidad de la musculatura se encuentra en un estado de tensión armónico-estable. Éste es necesario si se piensa que nuestro cuerpo tiene que luchar constantemente contra la fuerza de la gravedad.

Cómo funciona el juego armonioso de nuestro cuerpo lo demuestra este pequeño ejemplo: Sólo podemos levantar el artebrazo si se contrae el músculo flexor (bíceps). Se le denomina agonista.

Al mismo tiempo se estira en el lado opuesto su contrario, el músculo extensor (tríceps). Es el antagonista.

Todos los grupos musculares de nuestro cuerpo trabajan según este principio. Sin este juego de conjunto, el movimiento no sería posible.

LA POSTURA ACTIVA

En la postura erguida, anatómico-fisiológicamente correcta, las piernas están separadas a la altura de las caderas, los pies algo girados hacia afuera.

Si estuvieramos de pie encima de un reloj, las manecillas indicarían las once y cinco.

De esta forma nuestro cuerpo tiene la superficie de apoyo correcta. Las piernas están en una tensión natural, las rodillas no demasiado extendidas.
Una correcta posición de la cadera tiene gran importancia.
La cadera actúa de conexión entre el tronco y las piernas. El raquis dorsal está fuertemente unido a las caderas a través del sacro.

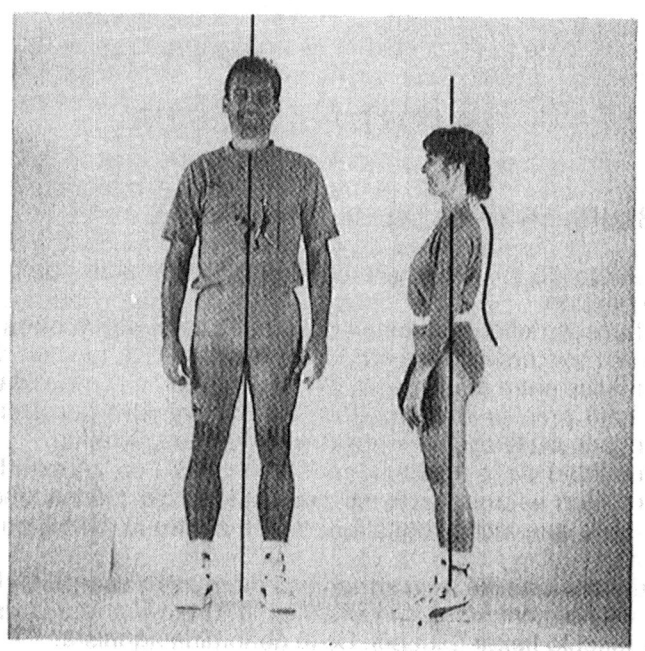

Para asegurar la forma sinusoidal de la columna, se levantan las caderas. Ello se consigue poniendo en tensión la musculatura de forma equilibrada, sobre todo aquélla situada entre el abdomen y los glúteos.
Se alza el esternón, se giran los omóplatos hacia la columna en dirección atrás-abajo como si estuvieran íntimamente unidos. También aquí encontramos una relación muscular equilibrada entre los músculos de la espalda y de los omóplatos así como los de abdomen y torax, que se encuentran en la parte anterior.
La parte superior de los brazos está ligeramente hacia afuera, los antebrazos algo girados hacia adentro.
Los hombros están a la misma altura.

Una correcta postura de la cabeza también ejerce gran influencia sobre la postura general del cuerpo. Estirando la columna cervical se levanta la cabeza levemente, con lo cual la coronilla mira en dirección al techo de la habitación.

La línea vertical sirve de plomada para que Ud. pueda comprobar si está erguido.

Visto desde el frente, la plomada imaginaria debería dividir su cuerpo simétricamente.

Compruebe mirándose en el espejo en qué medida son simétricas las dos partes de su cuerpo.

Visto lateralmente, la línea ideal recorre las grandes articulaciones de hombros, caderas y rodillas y termina en los tobillos.

LA ACTITUD DE REPOSO

Ya que nuestra musculatura no está en condiciones de mantener la postura erguida activa durante todo el día, necesita fases de descanso.

Una posibilidad de adoptar la postura de descanso consistiría en mover las caderas hacia atrás. Los hombros se trasladan hacia adelante,

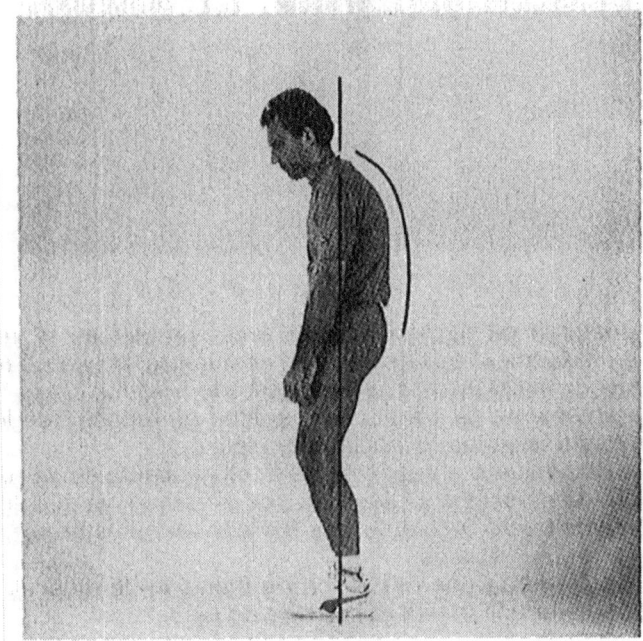

con lo cual la cavidad torácica se hunde. Desde el lado, la espalda parece totalmente arqueada.

Una alternativa es mover las caderas, hacia adelante, extendiendo al mismo tiempo las rodillas.

Como compensación, la región escapular se traslada hacia adelante e incluso hacia atrás, con lo cual el vientre se abomba marcadamente.

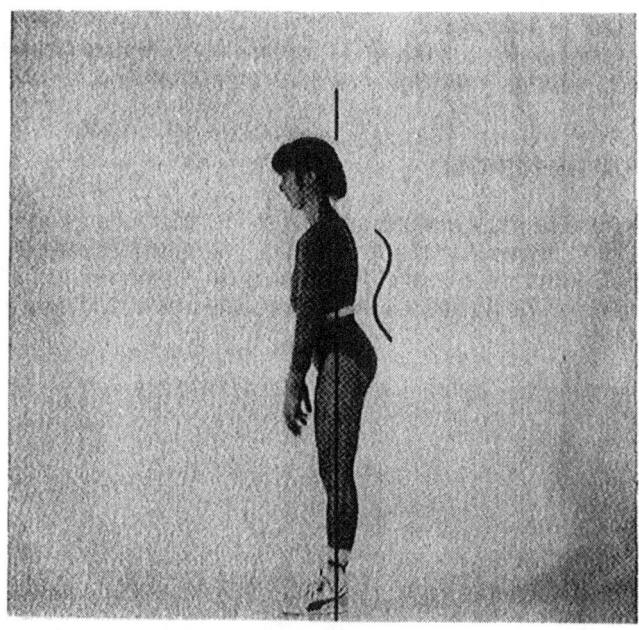

Estas posturas de reposo pueden crear problemas. A menudo, esta postura "perezosa" se convierte en costumbre. El cuerpo necesita menos esfuerzo, simplemente es más cómodo "dejarse colgar".

Si constantemente se adopta esta actitud de reposo, tendrá efectos sobre nuestro sistema músculo-esquelético.

El juego de conjunto antagónico de la musculatura se ve perturbado. Un grupo de músculos se acortará con el tiempo, ya que está contraído constantemente, mientras que los contrarios están extendidos excesivamente y debilitados.

Como resultado de una reducción de fuerza en la musculatura de sostén, puede producirse una deficiencia en ésta.

Este defecto tiene a su vez otras consecuencias sobre el raquis dorsal y los discos intervertebrales.

Los movimientos naturales de la columna vertebral se ven reforzados si los discos son sometidos a esfuerzo de manera puntual y exclusiva. Con ello se programan con antelación las manifestaciones de desgaste en cuerpos vertebrales y discos.

Obsérvese Vd. mismo. ¿Qué postura adopta normalmente?

¿Durante cuánto tiempo puede mantener la postura activa, o sea la postura erguida, y cuándo nota que cae de nuevo en la postura de descanso?

Gracias a ejercicios de reforzamiento, de estiramiento y movilización, como también por medio de su propio control, puede conseguir que la postura erguida activa se convierta en una "costumbre".

De este modo pueden evitarse desequilibrios musculares y secuelas en cuerpos vertebrales y discos intervertebrales y su espalda quedará a salvo.

LA ACTITUD POSTURAL EN BIPEDESTACIÓN

Su cuerpo será sensibilizado por medio de los pequeños ejercicios que a continuación presentamos. Vd. mismo notará si ha adquirido una postura correcta.

Colóquese en primer lugar delante de un espejo adoptando la postura erguida activa.

1. Deje que su cuerpo caiga en la postura de descanso y estírese de nuevo. Intente percibir qué músculos tiene que activar para incorporarse de nuevo. Para notar el movimiento que se desarrolla al mismo tiempo en su pelvis, sitúe una mano en la columna lumbar y la otra en el vientre.

2. Traslade el peso del cuerpo sobre las puntas de los pies y los talones. Cuide de que su cuerpo permanezca recto y no se doble a la altura de las caderas. Pruebe lo mismo de lado. El peso se traslada alternativamente sobre la pierna derecha y la izquierda.

3. Estírese verticalmente hacia arriba, con su coronilla mirando en dirección al techo. Ande de puntillas en esta posición e intente permanecer unos segundos quieto sin tambalearse.

LA ACTITUD POSTURAL EN POSICIÓN DE SENTADOS

¿Alguna vez ha observado un faraón sentado del antiguo Egipto? Quizás su postura le haya llamado la atención: su espalda recta, la cabeza levantada, los pies firmes sobre el suelo, la parte inferior de las

piernas vertical, los muslos horizontales; todo el cuerpo está prácticamente en ángulo recto. Esta postura sentada irradia dignidad.
Ahora compare su postura sentada con la del faraón –¡en este mismo momento en que está leyendo estas líneas!–.
¿Está Vd. sentado a la mesa de manera indolente, con el tronco
echado hacia delante? ¿O está "colgado" en el sofá, con la espalda completamente arqueada?
Puede ser que su tórax esté oprimido, con lo cual no sea posible
inspirar y espirar profundamente en esa posición.
Si siempre adopta una postura incorrecta al estar sentado, en un
momento dado, la musculatura no podrá llevar a cabo su función de
forma adecuada. La musculatura posterior del tronco está estirada, la
anterior fláccida y acortada.
De ello resultarán falsas relaciones de presión y tensión, que tendrán consecuencias negativas sobre discos, tendones y ligamentos.
Como consecuencia de ello aparecerán reacciones dolorosas del cuerpo, que al principio aún podrán ser resueltas con un cambio en la postura sentada.
Si no se modifica la postura general, las dolencias se manifestarán
y agravarán. Es necesario entonces un tratamiento médico que, a menudo, solamente puede combatir los síntomas, ya que en la mayoría
de los casos los daños en la columna y los discos son irreversibles.
Tenga en cuenta que la musculatura de la parte anterior y posterior
del tronco debería ser sometida a un esfuerzo uniforme, tanto estando
en postura erguida de pie como sentada. Sólo si se mantiene esta relación equilibrada podrá la columna realizar su función de soporte de
nuestro esqueleto.
Un tronco estable y erguido garantiza la mayor movilidad posible
de cabeza, brazos y piernas.

LA ADQUISICIÓN DE LA ACTITUD POSTURAL SENTADOS

Siéntese en un taburete con una superficie para sentarse lo más
recta posible. Una silla no es adecuada, ya que limita el movimiento de
los brazos.
Las piernas están algo más separadas de las caderas, las piernas
forman un ángulo de 90°, los pies están firmemente apoyados sobre el
suelo.
Para conseguir una postura de la pelvis correcta, puede probar lo
siguiente:
Coloque una pica (también sirve una palo de escoba o un bastón)
sobre un taburete y siéntese encima. Juegue ahora con su pelvis. Ruede con sus nalgas o su coxis por encima de este palo hacia adelante y
hacia atrás.

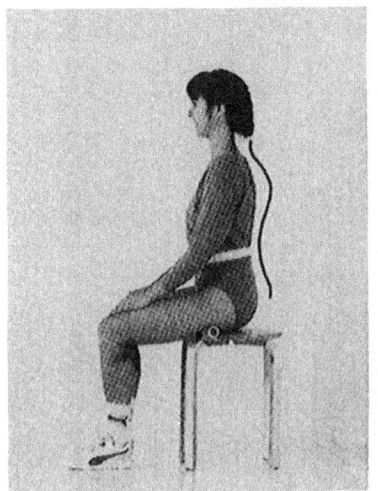
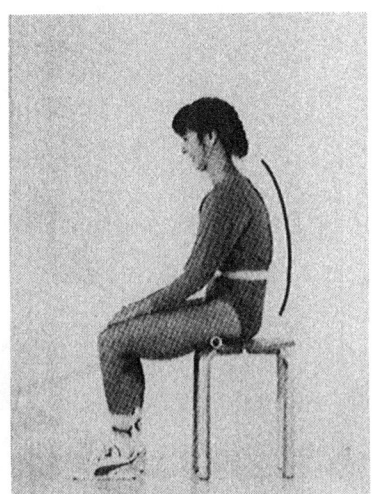
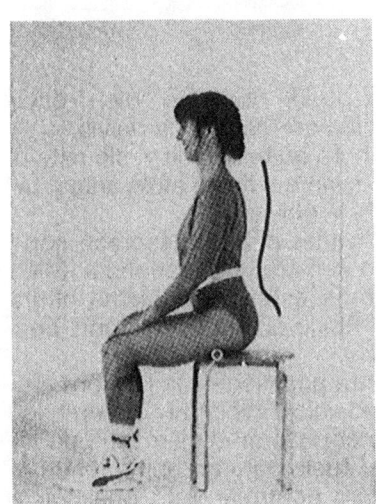

Podrá notar el movimiento que realiza entonces su columna lumbar si apoya una mano sobre el vientre y la otra sobre ese segmento de columna.

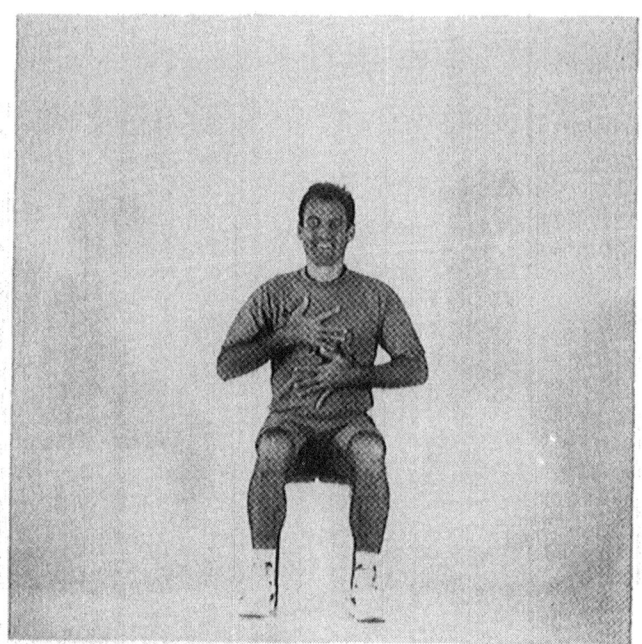

Si puede sentarse "bien" encima del palo habrá conseguido una posición correcta de la pelvis.

Ahora quite la pica y, sin este objeto, mueva su pelvis de nuevo hacia adelante y hacia atrás antes de adoptar la posición erguida intermedia de la pelvis.

Levante el tórax, estírese con la coronilla mirando hacia el techo, como si fuera una marioneta. Mientras tanto, mire hacia adelante. Los hombros están a la misma altura, los omóplatos ligeramente hacia atrás-abajo contra la columna. Los brazos cuelgan relajados al lado del cuerpo.

Esta posición es la postura erguida sentada, que también sirve como posición inicial en el capítulo sobre ejercicios de pie y sentados (para completar el ejercicio pueden apoyarse los pies fuertemente sobre el suelo para así aumentar el estiramiento del cuerpo).

Para controlar esta posición erguida sentada, apoye las manos, con los dedos abiertos, sobre el tórax y el vientre, de tal manera que el pulgar de la mano inferior toque el meñique de la mano superior.

Si se inclina ahora hacia adelante o hacia atrás, el dedo pulgar e índice deberán tocarse de nuevo. Entonces podrá controlar si su espalda está recta como una tabla.

Si desliza un dedo dentro del otro la espalda se redondeará. Si aumenta la distancia de las manos, la espalda se hará cóncava.

Pruebe Vd. mismo hasta qué punto puede inclinarse hacia adelante y atrás manteniendo la espalda recta y las manos en la misma posición. Observe, al mismo tiempo, la tensión en los músculos que mantienen recto el tronco.

Otra posibilidad de controlar una postura sentada correcta es mirándose al espejo.

POSTURA Y PSIQUE

Nuestro bienestar espiritual ejerce una gran influencia sobre nuestra postura. Si las cosas nos van bien, si estamos satisfechos, adoptamos una postura segura y erguida. Si, por el contrario, nos encontramos mal o tenemos problemas, nuestro estado de ánimo se traducirá en una postura "doblada" y abatida.

Muchas expresiones de la lengua demuestran la relación entre bienestar psíquico y postura:

"Alguien está contra las cuerdas."

"No bajes la cabeza."

"Alguien tiene que llevar una pesada carga."

"Esa persona no se doblega."

"Levantar a alguien de nuevo."

Muchas tensiones psíquicas, como también estrés en el trabajo o en la familia, pueden desembocar en dolorosas deformaciones musculares u otros síndromes.

Un gran número de personas ignoran esta señal de alarma de su cuerpo. Sería mucho mejor tomar en serio dicho signo, consultar a un médico y tomarse tiempo tranquilamente para hacer algo por el cuerpo.

CAPÍTULO DE EJERCICIOS GIMNÁSTICOS PARA LA COLUMNA VERTEBRAL

INDICACIONES GENERALES

Los efectos que intentan conseguirse con cada uno de los ejercicios están señalados con los siguientes símbolos:

▲ Estiramiento, extensión
■ Fortalecimiento
● Movilización, relajación.

– Para realizar sus ejercicios, utilice una colchoneta de gimnasia o camping que sea fina. También puede extender una manta –doblada una vez– sobre el suelo. No son recomendables las colchonetas demasiado blandas o el suelo sin protección.
– Durante los ejercicios debe respirar tranquila y regularmente. No contenga la respiración después de inspirar. La presión conduciría a una acumulación de sangre no deseable y a un deficiente riego sanguíneo de los diferentes órganos. Puede ser de gran ayuda contar en voz alta durante el ejercicio o recitar algún pequeño poema.
– En los ejercicios estáticos de fortalecimiento (especialmente aquellos que se realizan sobre la espalda y el vientre, o los de estabilización), colóquese lentamente en la postura de ejercicio y vuelva también con lentitud a la postura inicial. No impulse. Mantenga la posición de ejercicio estático durante 7 ó 10 segundos (más tarde puede aumentarse a 20 segundos).
– Realice los ejercicios lenta y exactamente.
– Cada ejercicio deberá repetirse varias veces.
– Los ejercicios isométricos de fortalecimiento conllevan un gran aumento de la presión sanguínea. Tenga en cuenta ese aspecto, si tiene la presión alta.

– En los ejercicios de estiramiento, adopte la posición indicada lentamente y manténgala durante 20 ó 30 segundos. Vuelva entonces lentamente a la posición inicial. Debería sentir el estiramiento, pero si aparecen dolores disminuya el esfuerzo.

– No practique nunca más allá del límite del dolor. El dolor es un indicio importante de la existencia de falta o exceso de esfuerzo. Si en algún ejercicio nota molestias en seguida, controle su realización o elija otro ejercicio.

– Integre un pequeño programa de ejercicios en su vida cotidiana. Practicar cada día durante 5 a 10 minutos es mejor que una vez por semana durante 1 hora.

– Cambie de lado en los ejercicios, en los que sólo se describa un lado.

– Rogamos tenga en cuenta las indicaciones que se encuentran al comienzo de cada bloque de ejercicios.

EJERCICIOS EN DECÚBITO SUPINO

El siguiente ejercicio básico, es decir, "presionar la columna lumbar contra el suelo" o bien "dejar caer el borde superior de la pelvis" sirve de comienzo para cada ejercicio posterior.

Con el ejercicio básico se consigue que Vd. mismo sienta qué músculos tiene que poner en tensión para presionar la columna lumbar contra el suelo, y qué músculos puede activar con ello.

La finalidad de los ejercicios es el fortalecimiento de la musculatura abdominal, de la musculatura inferior de espalda y glútea y de los músculos antagonistas.

Para conseguir un fortalecimiento deberá mantener las posturas de los ejercicios durante unos 7 segundos, los cuales pueden aumentarse hasta 20 segundos. Muévase lentamente, respire tranquila y acompasadamente.

Cada ejercicio deberá repetirse al menos 3 veces. Los que ya tengan práctica los repetirán de 5 a 7 veces.

REALIZACIÓN DEL EJERCICIO BÁSICO
1ª Etapa

Posición inicial: Echado sobre la espalda, con las piernas en ángulo recto y separadas a la distancia de las caderas. Los brazos están extendidos al lado del cuerpo. Intente notar con una mano cuánto espacio existe entre su columna lumbar y la superficie debajo de ésta.

Ejercicio: Presione la columna lumbar contra la superficie inferior. El movimiento sólo se realiza en el ámbito de la columna lumbar, es decir, la musculatura abdominal y glútea se tensa, el borde superior de la pelvis cae hacia abajo, con lo cual la columna lumbar baja hasta el suelo. Ahora toda la columna vertebral debería estar apoyada sobre el suelo.

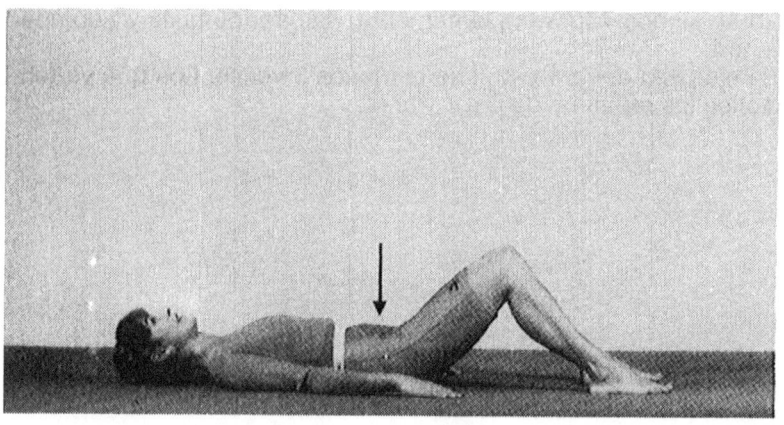

Fase 2

Posición inicial: Echado sobre la espalda, piernas flexionadas, abiertas y separadas a la distancia de las caderas. Los brazos extendidos al lado del cuerpo.

Ejercicio: Presionar la columna lumbar contra el suelo. Levantar la cabeza, los hombros y los brazos, extender las manos hacia adelante al lado de las rodillas. Mantener esta posición durante unos 7 segundos. Volver de nuevo lentamente a la posición de salida y relajarse.

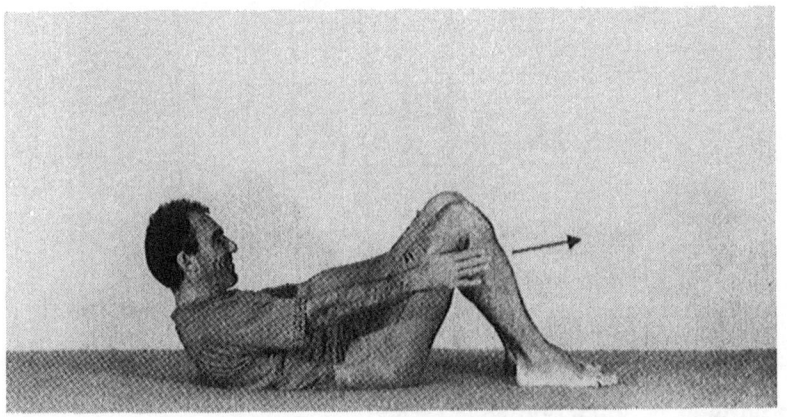

Indicaciones: Presionar la columna lumbar constantemente contra la superficie inferior. Los hombros permanecen relajados. La cabeza se mantiene levantada, mirada al frente. Seguir respirando regularmente. Apoyar los pies fuertemente sobre el suelo.

Efectos: Fortalecimiento de la musculatura del recto abdominal.

Fase 3

Posición inicial: Echado sobre la espalda con piernas flexionadas y pies apoyados.

Ejercicio: Presionar la columna lumbar contra el suelo. Levantar la cabeza, los hombros y los brazos, estirar ambas manos al lado de la rodilla derecha. Mantener la postura durante unos 7 segundos, y regresar lentamente a la posición inicial.

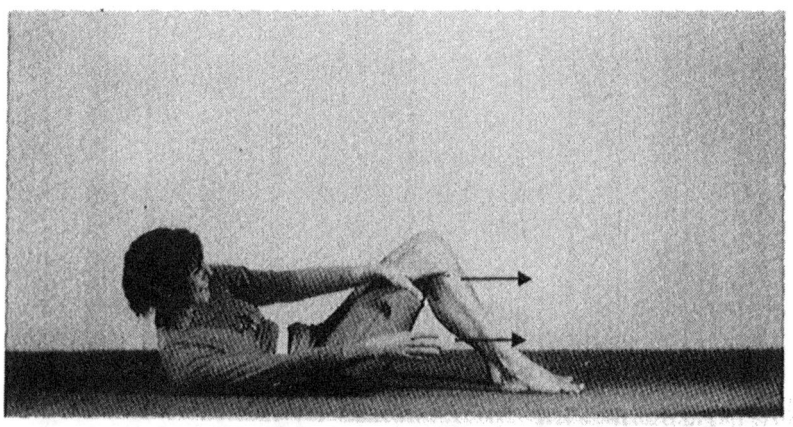

Indicaciones: Igual que en la fase 2.

Efectos: Fortalecimiento de la musculatura abdominal oblicua. Para evitar que se produzcan movimientos de desviación, lo que puede ocurrir cuando la musculatura abdominal no está lo suficientemente desarrollada, es recomendable realizar los ejercicios de la fase 2 y 3 en parejas hasta que se dominen. La pareja ayudará a incorporarse, pero el que realice el ejercicio descenderá solo y lentamente a la posición inicial.

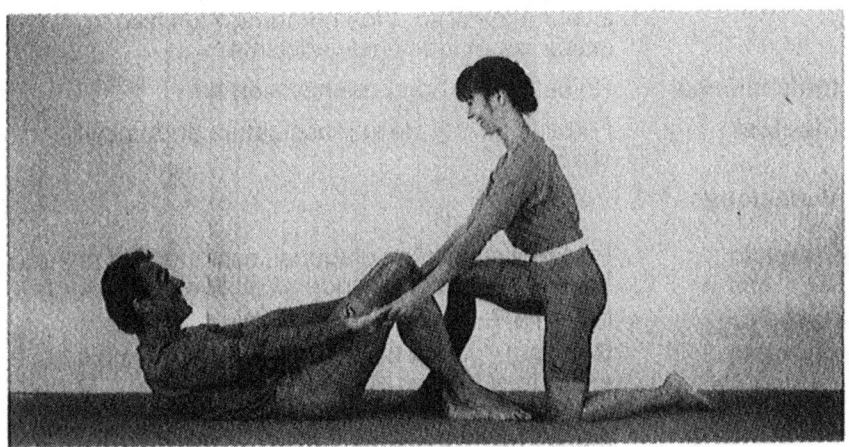

1ᴱᴿ BLOQUE DE EJERCICIOS

Posición inicial: Echado sobre la espalda, pierna izquierda estirada, pierna derecha flexionada y pie apoyado en el suelo.

Ejercicio: Presionar la columna lumbar contra el suelo, levantar la cabeza, los hombros y los brazos, estirar las manos hacia adelante.

Indicaciones: No estirar los hombros hacia arriba.

Efectos: Fortalecimiento de la musculatura abdominal oblicua.

Variaciones

Ejercicio: Rodar el cuerpo en diagonal, estirando las manos hacia adelante colocándolas al lado de la pierna flexionada.

Ejercicio: Colocar la pierna flexionada encima de la pierna estirada, y apoyar el pie en el suelo. Rodar el cuerpo hacia adelante en diagonal. Extender las manos hacia adelante colocándolas al lado de la pierna flexionada.

■

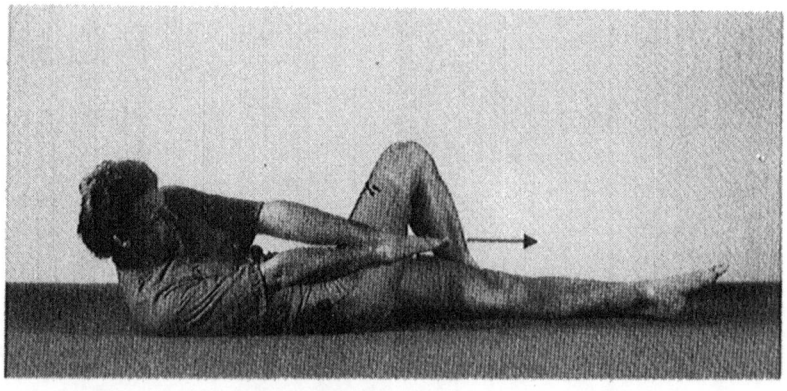

Ejercicio: El pie izquierdo se encuentra encima del muslo derecho-rodilla. El cuerpo se incorpora hacia la derecha, las manos se extienden hacia el frente delante de la rodilla derecha.

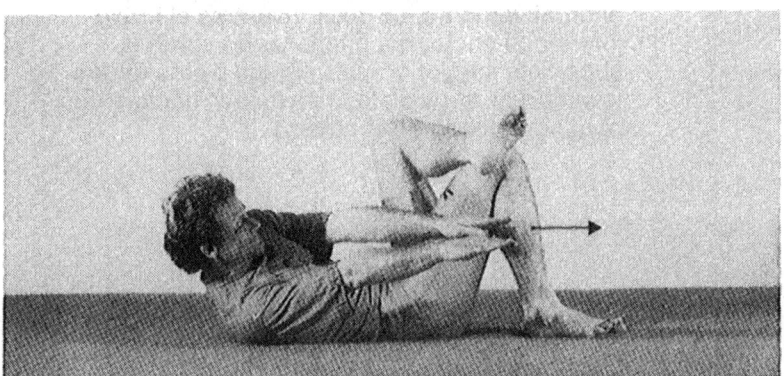

Efecto: Fortalecimiento de la musculatura abdominal oblicua.

Posición inicial: Echado sobre la espalda, piernas flexionadas, apoyar los talones en el suelo, puntas de los pies levantadas.

Ejercicio: Las puntas de las manos se levantan y tiran hacia adelante pasando al lado de las rodillas.

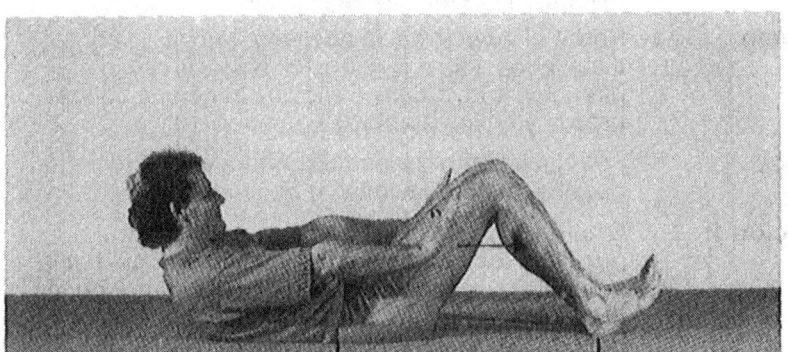

Indicaciones: Imagínese que quiere empujar una pared. Apoye
                       los talones fuertemente sobre el suelo.

Efectos: Fortalecimiento de la musculatura del recto
                       abdominal.

Variación: Los brazos se mueven hacia arriba y abajo
                       alternativamente, es decir, mientras el brazo
                       inferior se encuentra presionando sobre la
                       superficie inferior con las puntas de los dedos
                       levantadas, el otro brazo se mueve hacia arriba
                       pasando al lado de la cabeza.

■

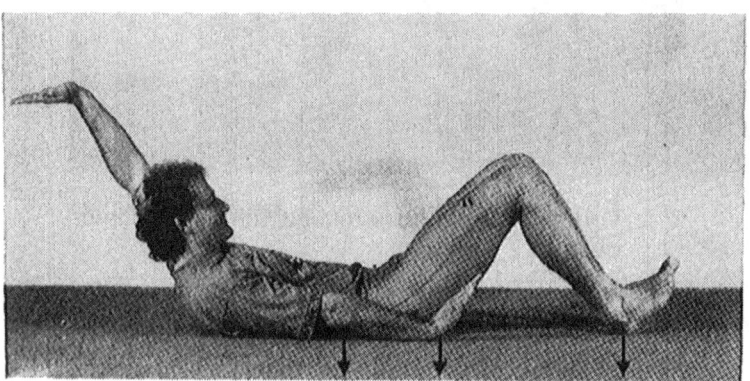

Posición inicial: Echado sobre la espalda, piernas flexionadas,
                       talones apoyados sobre el suelo.

Ejercicio: Rodar el cuerpo hacia adelante, apoyar los brazos
                       a los lados sobre el codo, los dedos indican en
                       dirección a la cadera. Tensión isométrica en los
                       brazos y en los hombros.

Efectos: Fortalecimiento de la musculatura del recto
                       abdominal (fortalecimiento general).

Variación 1:   Mantener la posición de los brazos. En esta
                       posición, los brazos se mueven lentamente hacia
                       arriba (inspirar), hasta que la parte superior de los
                       brazos se encuentre a la altura de las orejas,
                       después se bajan lentamente (espirar).

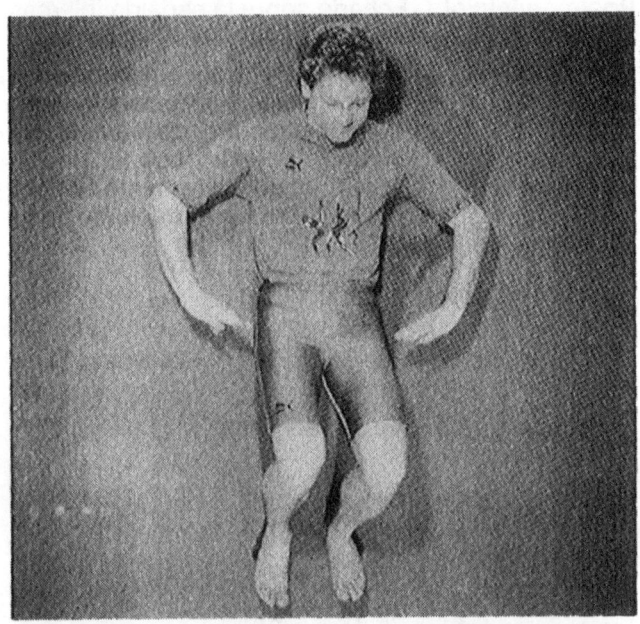

Variación 2:   Se mantiene la posición de los brazos. Mover los codos hacia afuera (inspirar) y de volver a la posición inicial (espirar).

Indicaciones: Mover los codos contra un obstáculo imaginario (tensión isométrica). No permitir que el tronco baje durante el movimiento de los brazos.

Para los experimentados: También se pueden realizar los ejercicios desde la posición inicial, o sea echado sobre la espalda con las piernas extendidas, mientras las rodillas sólo se levantan levemente del suelo.

Posición inicial: Echado sobre la espalda, piernas flexionadas, talones apoyados en el suelo.

Ejercicio: Incorporar el tronco, levantar la pierna derecha del suelo y colocar el muslo vertical y la pantorrilla horizontalmente,. La mano izquierda empuja plana el muslo derecho, con los dedos estirados hacia afuera, codo ligeramente flexionado. El brazo derecho tira hacia adelante con la mano levantada.

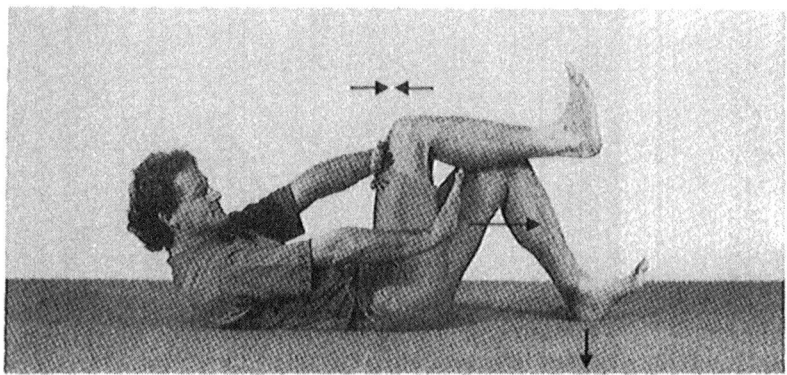

Indicaciones: En la posición del ejercicio se ejerce tensión constantemente: Apoyar el talón izquierdo sobre el suelo. Mano derecha contra muslo derecho. Mano derecha contra el obstáculo imaginario.

Efectos: Fortalecimiento general.

Posición inicial: Echado sobre la espalda, pierna izquierda flexionada, la derecha extendida, talón hacia afuera.

Ejercicio: Incorporar el tronco, después mover la pierna derecha extendida hacia arriba y hacia abajo.

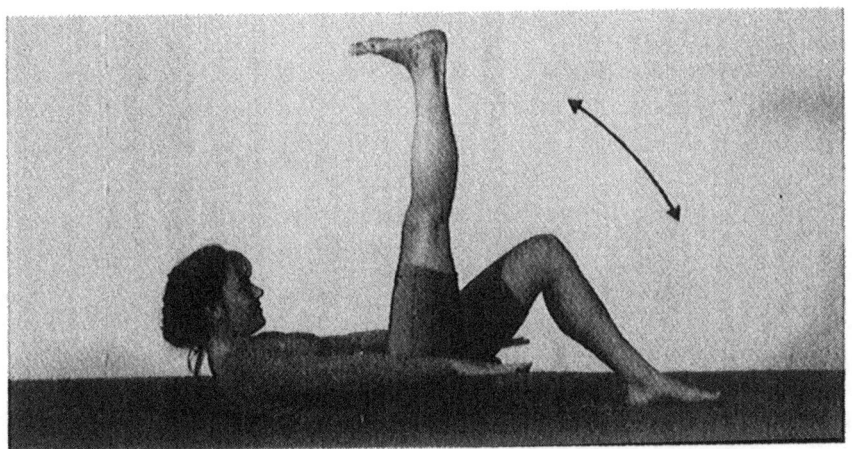

Efectos: Fortalecimiento de la musculatura del recto abdominal . Fortalecimiento de la musculatura de la cadera-columna lumbar (psoas) y de la musculatura del muslo. Estiramiento de los músculos de la cara posterior de la pierna.

Variación 1: Mantener la pierna estirada en el aire lo más verticalmente posible y mover sólo el pie: extender y flexionar. Girar.

Variación 2: Acercar la pierna más hacia el vientre con ayuda de las manos.

Indicaciones: El empuje con los talones aumenta la extensión.

Efectos: Fortalecimiento de la musculatura del recto abdominal. Estiramiento de la musculatura posterior de las piernas.

Posición inicial: Echado sobre la espalda, piernas flexionadas y apoyadas.

Ejercicio: Incorporar el tronco, "ir en bicicleta" con la pierna derecha.

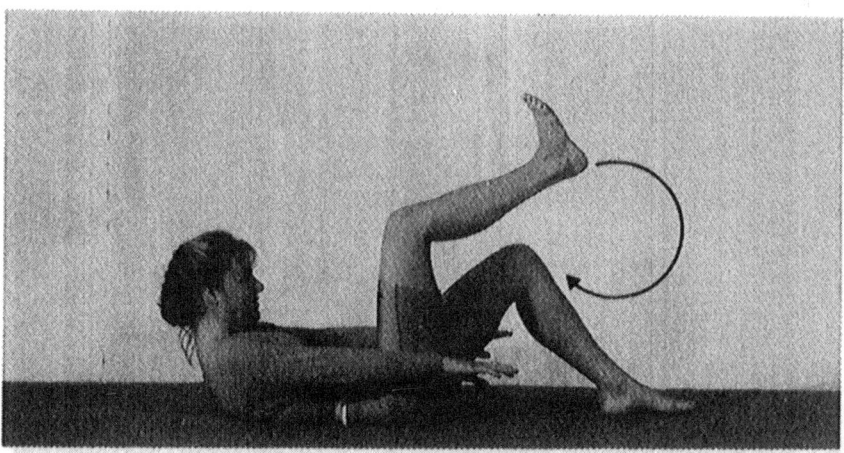

Indicaciones: Realización lenta del movimiento. Gran movimiento de bicicleta estirando pierna y pie.

Efectos: Fortalecimiento de la musculatura del recto abdominal. Fortalecimiento de la musculatura de las piernas. Movilización de las articulaciones de pies, rodillas y cadera.

Variación: Ir en bicicleta hacia atrás.

1/4 de navaja

Posición inicial: Echado sobre la espalda, pierna izquierda flexionada, pierna derecha extendida.

Ejercicio: Al mismo tiempo que se incorpora el tronco de forma progresiva, se levanta la pierna derecha en ángulo recto, con el muslo horizontal, la pantorrilla vertical y el pie apoyado en el suelo, las manos tiran hacia adelante con los dedos ligeramente levantados. Rodar el tronco lentamente en el descenso y al mismo tiempo extender la pierna derecha de nuevo sobre el suelo.

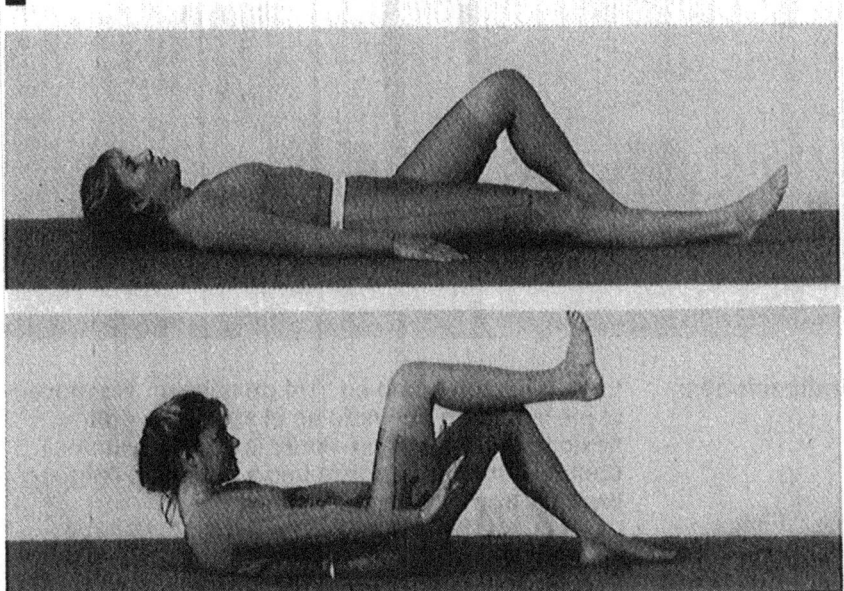

Indicaciones: Espirar lenta y regularmente mientras se levanta la pierna derecha y el tronco, inspirar, y colocarlos de nuevo en su lugar. Dejar el pie derecho apoyado en el suelo.

Efectos: Fortalecimiento de la musculatura del recto abdominal.

1/2 navaja

Variación   Al mismo tiempo que se incorpora el tronco
para los   progresivamente se levanta la pierna derecha
experimentados: estirada hasta el punto que formen un ángulo recto
                       el tronco con las manos.

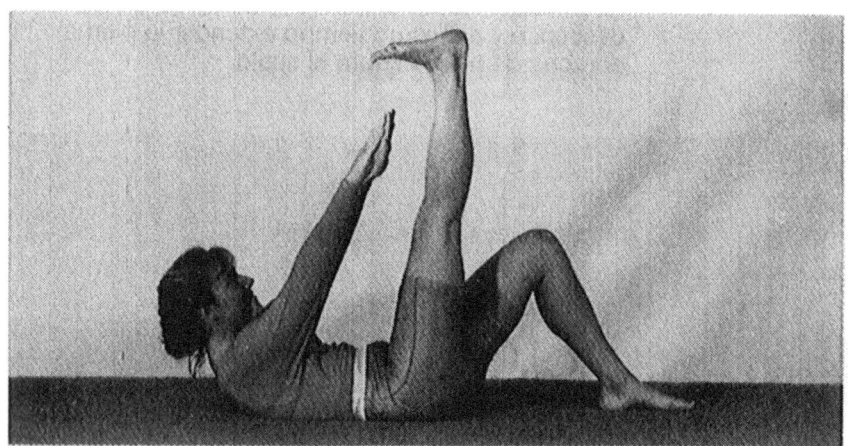

Indicaciones: La respiración como en "1/4 de navaja". No mover
                       el pie izquierdo apoyado en el suelo con pierna
                       flexionada. Primero presionar la columna lumbar
                       contra el suelo, la cabeza hacia adelante, entonces
                       levantar tronco y pierna.

Posición inicial: Echado sobre la espalda, pierna flexionada, la otra
                       se mantiene lo más verticalmente posible en el aire
                       con el talón estirado hacia afuera.

Ejercicio: Rodar el tronco hacia adelante y dar 3 a 5
                       palmadas detrás de la pierna estirada.

Efectos: Fortalecimiento de la musculatura del recto
                       abdominal. Estiramiento de la musculatura de la
                       cara posterior de la pierna.

Para los experimentados:

Posición inicial: Echado sobre la espalda, piernas flexionadas .

Ejercicio: Extender las piernas en el aire una tras otra, lo más horizontalmente posible, seguidamente levantar cabeza, hombros y brazos. Rodar el tronco hacia atrás. Bajar las piernas al suelo alternadamente.

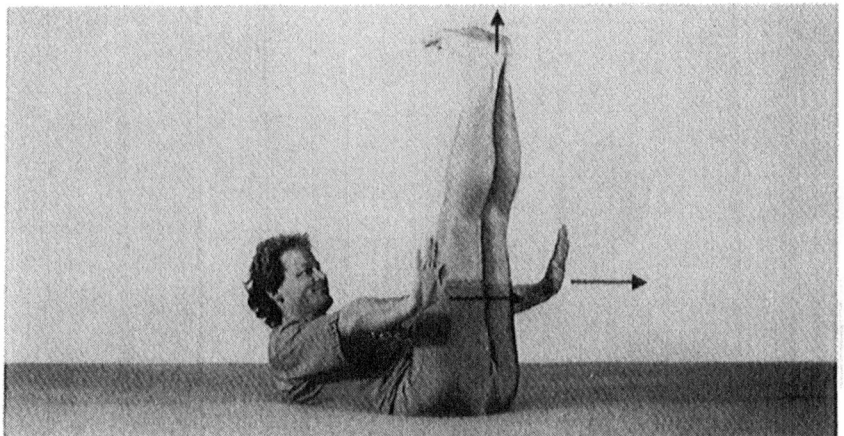

Indicaciones: Talones hacia afuera, manos apoyadas. La columna lumbar debe estar fuertemente apoyada sobre el suelo.

Efectos: Fortalecimiento de la musculatura del recto abdominal. Estiramiento de la musculatura posterior de las piernas.

Variación 1:   En esta posición de ejercicio, abrir y cerrar las piernas.

Variación 2:   Levantar el tronco hacia derecha e izquierda, mientras las manos tiran hacia adelante por el lado exterior de las piernas.

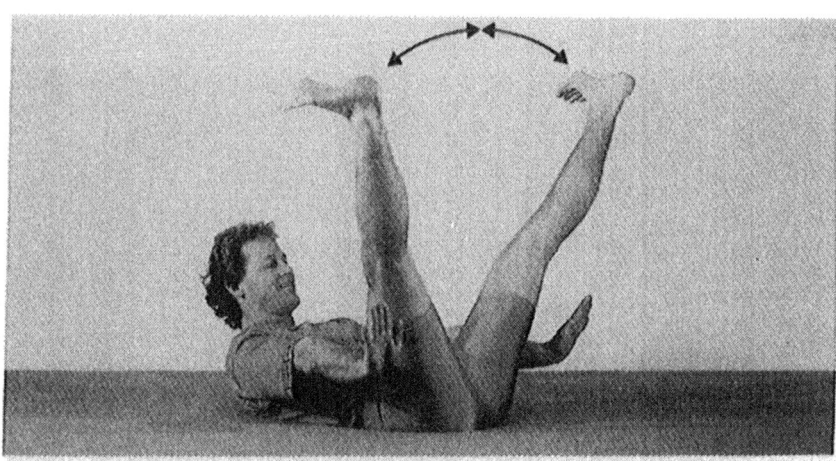

Indicaciones: No levantar los hombros.

Efectos: Estiramiento de la musculatura posterior de las piernas. Fortalecimiento de la musculatura abdominal oblicua.

Posición inicial: Echado sobre la espalda, piernas flexionadas manos en la nuca.

Ejercicio: Tocar con la rodilla derecha el codo izquierdo, es decir, levantar el tronco y girar hacia la derecha, levantar la rodilla derecha hacia el vientre.

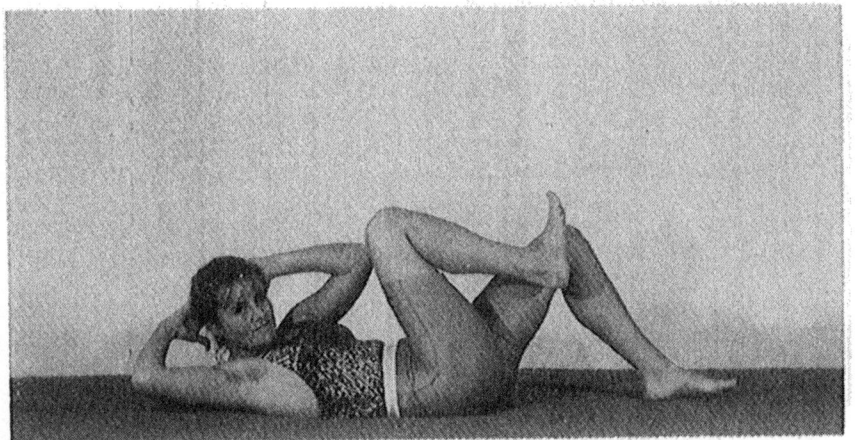

Indicaciones: Espirar, en el momento que contactan codo y rodilla, inspirar y bajar lentamente. Mantener los codos muy separados, no "aprisionar" la cabeza.

Efectos: Fortalecimiento de la musculatura abdominal oblicua. Movilización de la columna.

Variación: Contactar el codo izquierdo con la rodilla izquierda.

Variación para experimentados: Como el ejercicio anterior, pero desde la posición inicial: echado sobre la espalda, piernas estiradas.

Posición inicial: Echado sobre la espalda, piernas flexionadas.
Talones fuertemente apoyados sobre el suelo.

Ejercicio: Se levanta la rodilla derecha, el codo izquierdo
aprieta contra la parte interior de la rodilla derecha
estando el brazo flexionado. El brazo derecho tira
hacia adelante, con dedos levantados.

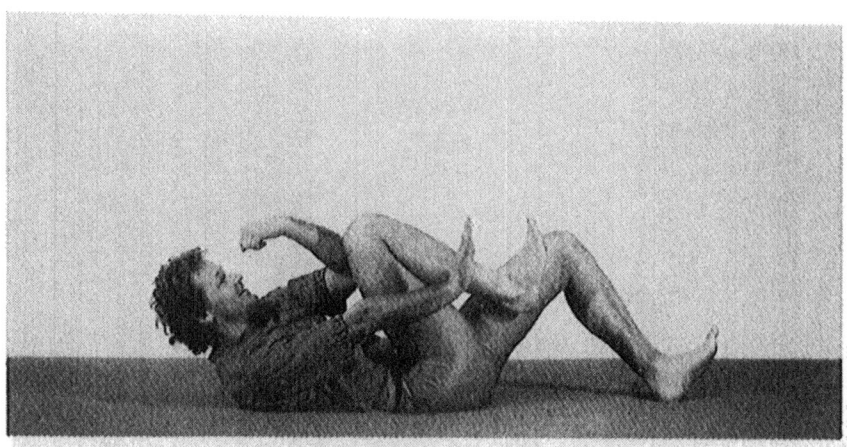

Indicaciones: El tronco gira ligeramente hacia el lado derecho.

Efectos: Fortalecimiento de la musculatura abdominal
oblicua (fortalecimiento general).

Variación para experimentados:

Posición inicial: Echado sobre la espalda, pierna izquierda extendida, la derecha flexionada, el brazo derecho está estirado sobre el suelo al lado de la cabeza.

Ejercicio: Con brazo flexionado, el codo izquierdo se levanta hacia la rodilla derecha, que está flexionada y levantada.

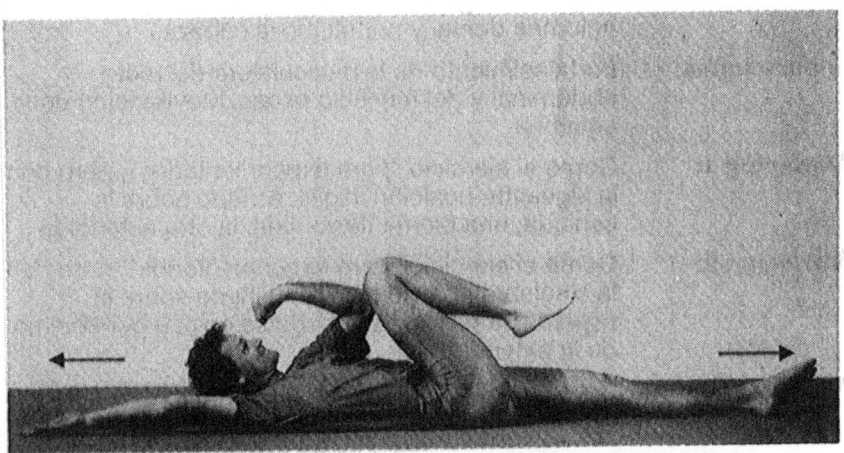

Indicaciones: Levantar la cabeza al mismo tiempo. El brazo derecho y la pierna izquierda permanecen extendidos sobre el suelo.

Posición inicial para experimentados:	Echado sobre la espalda, piernas extendidas.
Ejercicio:	Presionar la columna lumbar contra el suelo, levantar la cabeza, hombros y brazos. Incorporar todo el tronco y sentarse sin que los pies se separen del suelo. De la misma forma, descender lentamente a la posición inicial, es decir, arquear la espalda, inclinar la cabeza hacia el tórax. Apoyar en primer lugar la columna lumbar, después la columna dorsal y por último la cabeza.
Indicaciones:	Fortalecimiento de la musculatura del recto abdominal y del músculo psoas. Movilización de la columna.
Variación 1:	Como el ejercicio "para experimentados", pero con la siguiente posición inicial: echado sobre la espalda, una pierna flexionada, la otra extendida.
Variación 2:	Como el ejercicio "para experimentados", pero con la siguiente posición inicial: echado sobre la espalda, la pierna flexionada se coloca por encima de la extendida.
Variación 3:	Como ejercicio "para experimentados", pero en la siguiente posición inicial: echado sobre la espalda, ambas piernas flexionadas y separadas a la altura de la cadera.

Para evitar movimientos de desviación cuando la musculatura abdominal sea demasiado débil, el ejercicio completo puede realizarse en parejas. Comparar con ejercicio básico en fase 2 y 3.

Posición inicial: Echado sobre la espalda, piernas flexionadas. Mover la rodilla derecha hacia el vientre, sujetar la rodilla con las manos.

Ejercicio: Separar la cabeza y hombros del suelo, presionar la rodilla derecha contra las manos, de tal forma que la columna lumbar sea presionada fuertemente contra la superficie inferior.

■ ▲

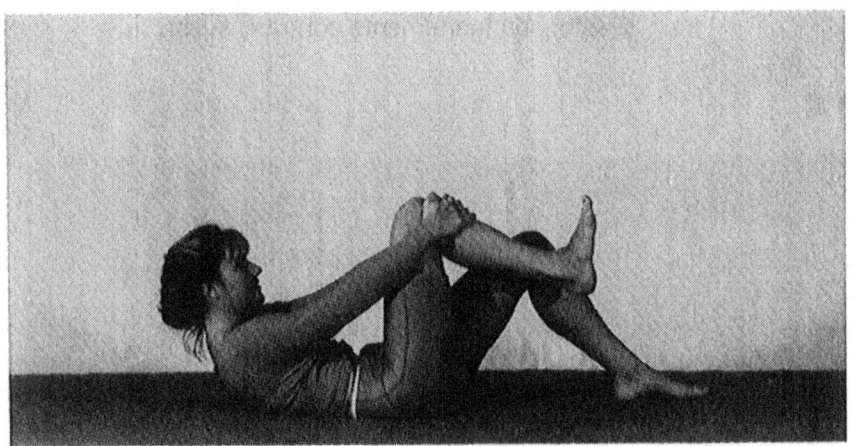

Indicaciones: No tirar los hombros hacia arriba, sin empujar los omóplatos en dirección a la columna. Crear tensión isométrica por la presión de la rodilla en las manos.

Efectos: Fortalecimiento de la musculatura del recto abdominal y de la musculatura inferior de la espalda. Estiramiento de la columna lumbar.

Variación 1: Mantener el tronco y la cabeza en el suelo.

Variación 2: La pierna izquierda se extiende y es presionada activamente contra el suelo.

En la realización del ejercicio, tenga en cuenta los siguientes consejos: llevar las piernas a la posición del ejercicio una tras otra, y después de la realización colocarlas de nuevo sobre el suelo alernadamente. En caso de una musculatura abdominal demasiado débil, al levantar ambas piernas al mismo tiempo, frecuentemente la columna vertebral se sitúa cóncava y la espalda rígida. Lo mismo ocurre al colocarlas de nuevo sobre el suelo al mismo tiempo. Si se dejan "caer" las piernas, los discos intervertebrales reciben pequeños golpes.

Posición inicial: Echado sobre la espalda, llevar las rodillas una tras otra hacia el vientre, sujetándolas con las manos.

Ejercicio: Las rodillas presionan al mismo tiempo contra las manos, de tal forma que la columna lumbar es presionada fuertemente contra el suelo.

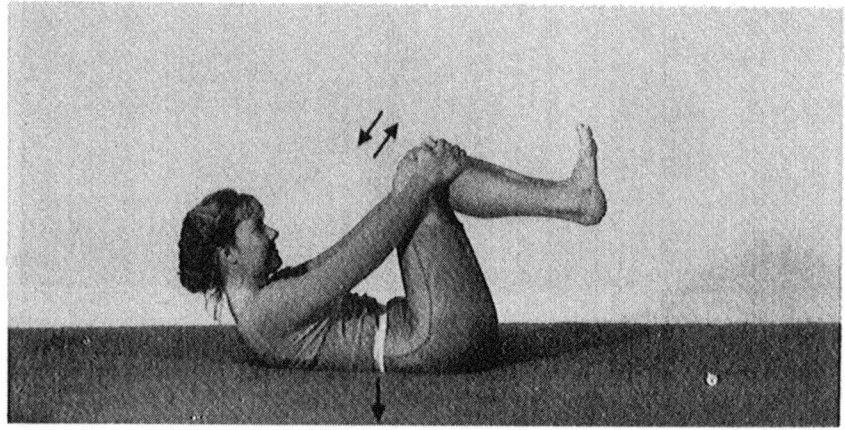

Indicaciones: Crear tensión isométrica por la presión de las rodillas contra las manos.

Efectos: Fortalecimiento de la musculatura inferior de la espalda y abdominal. Estiramiento de la columna lumbar.

Posición inicial: Echado sobre la espalda, llevar las rodillas una tras otra hacia el vientre.

Ejercicio: Levantar la cabeza, los hombros y los brazos. Extender el muslo lenta y oblicuamente hacia adelante, apretar con los talones, los brazos tiran hacia adelante.

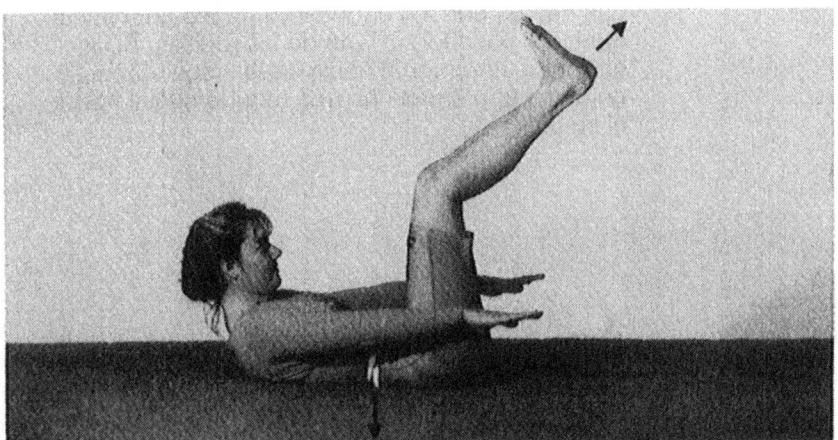

Indicaciones: Según el grado de fortalecimiento de los músculos abdominales, este ejercicio se puede realizar en un ángulo más o menos plano con respecto al suelo. Sin embargo, el ángulo no debería ser inferior a 45°. La columna lumbar debe permanecer todo el tiempo sobre el suelo. La cabeza también permanecerá sobre el suelo.

Crunch (Para experimentados)

Posición inicial: Echado sobre la espalda, levantar las piernas
alernadamente y colocarlas en un ángulo de 90°,
es decir, los muslos están verticales, las pantorillas
horizontales, los pies levantados.

Ejercicio: Levantar la cabeza, los hombros y los brazos.
Las manos con los dedos levantados tiran hacia
adelante pasando al lado de las rodillas. Rodar
el tronco lentamente hacia atrás, seguidamente
colocar las piernas una tras otra de nuevo sobre
el suelo.

■

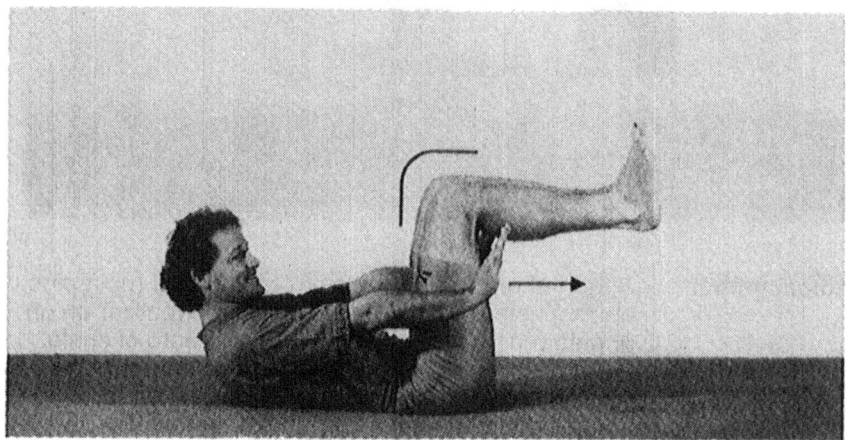

Indicaciones: Imagínese que tiene que apartar algo con las
manos. Mantener los hombros relajados.

Efectos: Fortalecimiento de la musculatura del recto
abdominal.

Crunch en diagonal (Para experimentados)

Posición inicial: Echado sobre la espalda, levantar las piernas alternadamente y formar con ellas un ángulo de 90°.

Ejercicio: Levantar el tronco alternativamente hacia el lado derecho y el izquierdo, los brazos tiran al mismo tiempo hacia adelante al lado de la rodilla derecha o izquierda, las manos están levantadas.

Efectos: Fortalecimiento de la musculatura del recto abdominal.

Variación 1: También se pueden realizar los ejercicios "crunch" y "crunch en diagonal" cuando las piernas están cruzadas y ejercen presión mutuamente.

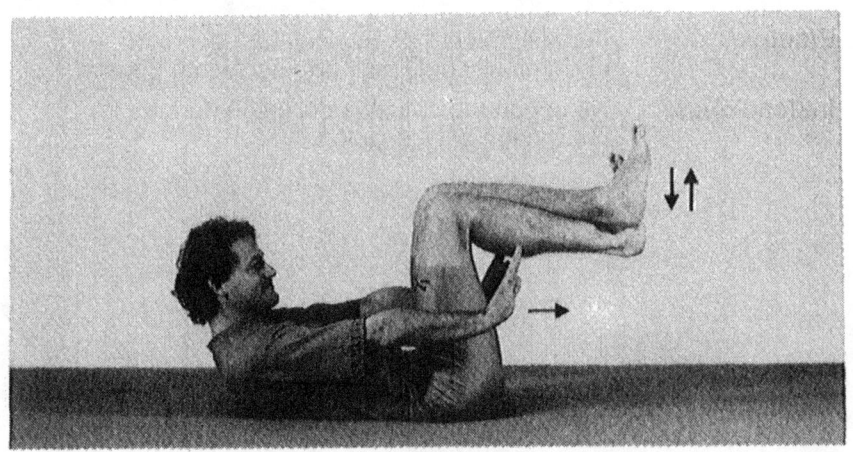

Variación 2:   También se pueden llevar a cabo los ejercicios
                   "crunch" con las pantorrillas descansando sobre
                   un pequeño cajón o similar.

■

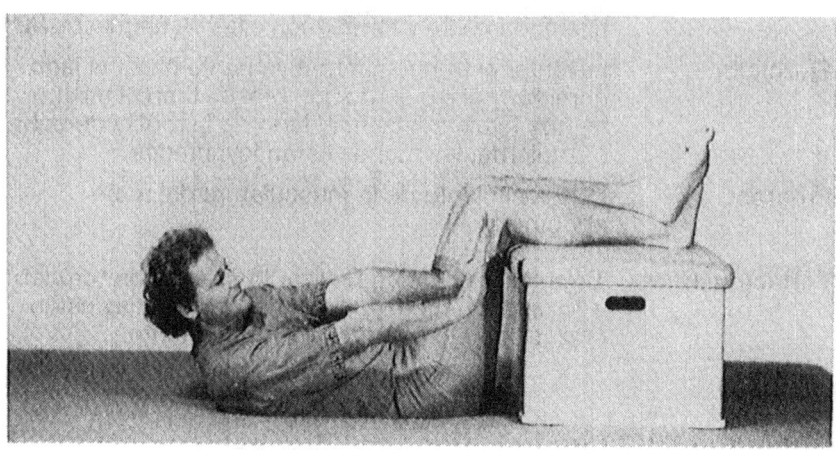

Efectos: Fortalecimiento de musculatura del recto
                    abdominal y oblicua. Fortalecimiento general.

Indicaciones: No separar los muslos del cajón durante la
                    realización del ejercicio.

Levantamiento de cadera

Para experimentados:

Posición inicial: Echado sobre la espalda, se extienden las piernas una tras otra en el aire quedando verticales. Las manos se encuentran sobre el suelo al lado del cuerpo.

Ejercicio: Los pies forman un ángulo recto con las piernas y tiran superiormente, las plantas miran hacia arriba, al mismo tiempo que se separan las caderas del suelo.

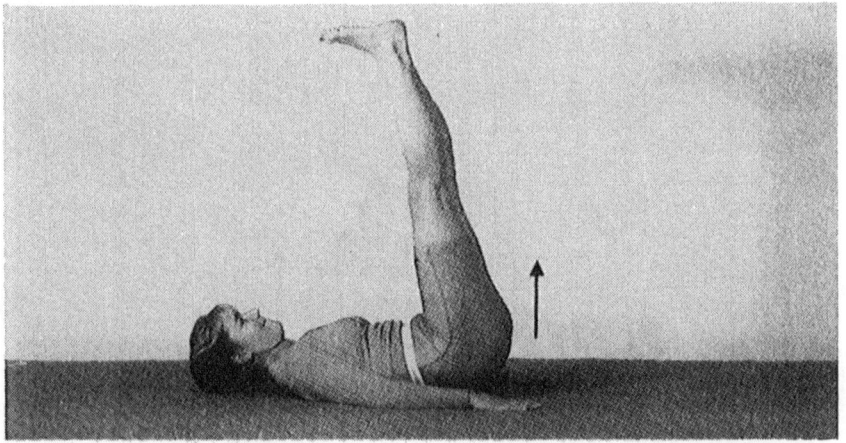

Indicaciones: El tronco permanece estirado sobre el suelo, las manos presionan contra la superficie inferior. El ángulo de 90° entre tronco y muslo se mantiene. Realización lenta del movimiento, no impulsar.

Efectos: Fortalecimiento de la musculatura del recto abdominal.

Variación: Como en el "levantamiento de cadera", pero las piernas extendidas se flexionan. Presión de las piernas una contra otra.

Levantamiento de cadera con dificultad
(Para experimentados)

Posición inicial: Echado sobre la espalda, levantar las piernas alternadamente y formar con ellas un ángulo de 90° (es decir, el muslo está vertical, la pantorillas horizontal, pies levantados). Las manos se encuentran sobre el suelo al lado del cuerpo.

Ejercicio: Las rodillas se mueven en dirección al techo de la habitación, al mismo tiempo separar las caderas del suelo.

■

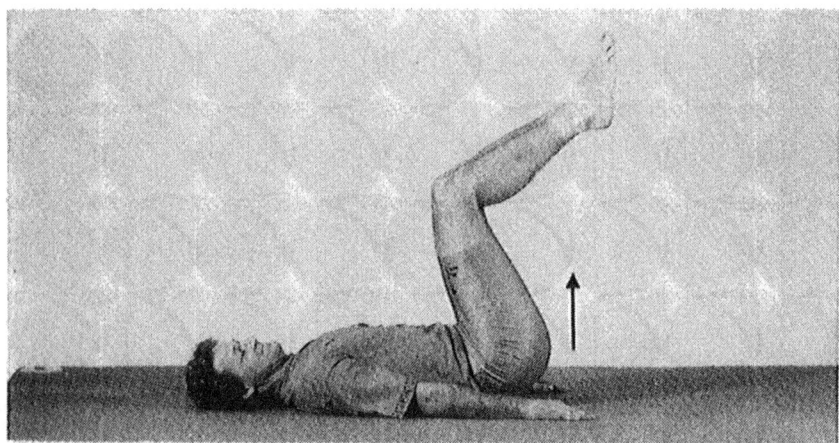

Indicaciones: El tronco permanece echado sobre el suelo, las manos presionan contra la superficie inferior. El ángulo de 90° entre muslo y pantorrilla se mantiene. Realización lenta del movimiento, no impulsar.

Efectos: Fortalecimiento de la musculatura del recto abdominal.

Variación: Como el ejercicio "levantamiento de cadera con dificultad", pero las pantorrilas están cruzadas. Presión de las pantorrilas una contra otra.

2° BLOQUE DE EJERCICIOS

Finalidad: Estiramiento de la musculatura glútea, de la parte posterior de muslos y de la parte inferior de la espalda.

Tengan en cuenta las siguientes indicaciones: mantener la posición de estiramiento al menos durante 20 segundos. Si no se indica lo contrario, los ejercicios serán realizados cambiando de lado. Realización del movimiento hasta poco antes de llegar al límite del dolor. En caso de dolencias en las rodillas, las manos rodean la parte posterior de los muslos.

Posición inicial: Echado sobre la espalda, piernas flexionadas.

Ejercicio: Llevar de una rodilla en dirección al vientre, sujetarla con ambas manos y acercarla aún más al abdomen.

▲

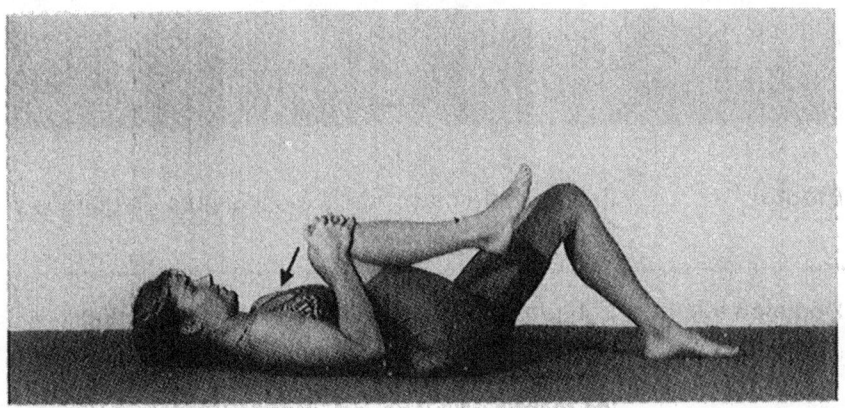

Indicación: La cabeza y los hombros permanecen relajados en el suelo.

Efectos: Estiramiento de la musculatura glútea y parte posterior del muslo.

Variación: Separar la cabeza y los hombros del suelo, la punta de la nariz tira en dirección a la rodilla levantada.

Indicaciones: Hombros relajados.

Variación para   Extender la pierna izquierda verticalmente hacia
experimentados: arriba. Sacar el talón hacia afuera. Con ayuda de
                       las manos, tirar de la pierna estirada hacia el
                       abdomen.

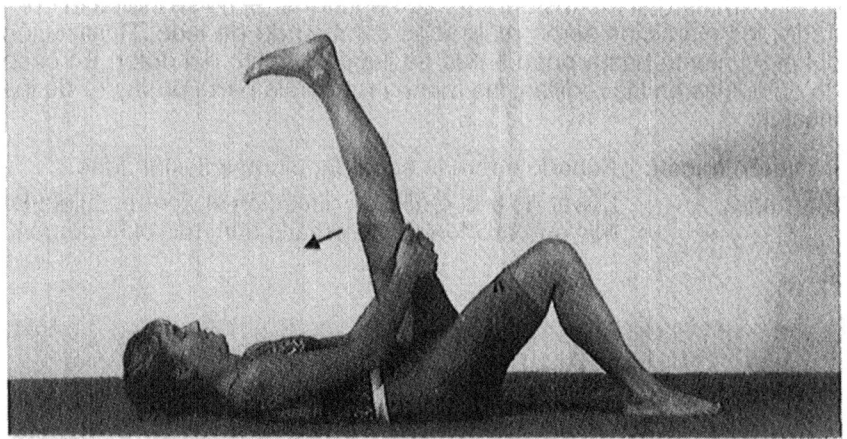

Efecto: Estiramiento mayor de la musculatura de glúteos y
                       de los gemelos.

Posición inicial: Echado sobre la espalda, piernas flexionadas.

Ejercicio: Una pierna está extendida, la otra pierna flexionada
                       se mueve en dirección al abdomen, sujetada con
                       las manos y llevada, así, más cerca del vientre.

Indicaciones: La cabeza y los hombros permanecen relajados en
                       el suelo. Presionar la pierna extendida activamentre
                       contra el suelo.

Variación: Como el anterior, pero separar la cabeza y los
                       hombros del suelo, la punta de la nariz intenta
                       tocar la rodilla levantada.

Indicación: Hombros relajados.

Tenga en cuenta los siguientes aspectos durante la realización: No levantar ni bajar nunca las piernas al mismo tiempo, ya que si la musculatura es débil se tiende a poner la espalda cóncava. Si se bajan las piernas al mismo tiempo sin tenerlas en tensión, los discos intervertebrales reciben pequeños "golpes"o traumatismos.

Posición inicial: Echado sobre la espalda, piernas flexionadas.

Ejercicio: Mover las rodillas una tras otra en dirección al abdomen. Ejercer tensión sujetándolas con las manos.

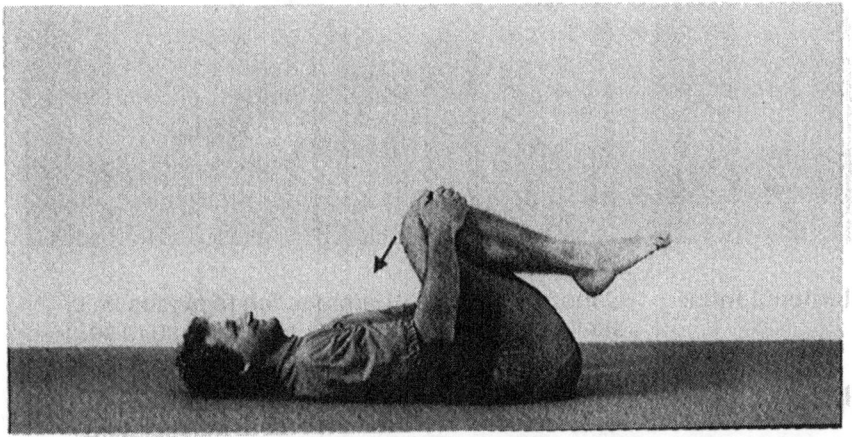

Indicaciones: Cabeza y hombros permanecen relajados en el suelo. Cada mano rodea una rodilla.

Efectos: Estiramiento de la musculatura glútea y del muslo.

Variaciones: Si las rodillas son llevadas hacia el abdomen de
                        forma alternada, son posibles dos variaciones :
                        1. Con ayuda de manos, hacer que las rodillas
                        giren en una dirección al mismo tiempo.
                        2. Con la mano, tirar de una rodilla hacia el vientre,
                        mientras la otra se aleja.

▲

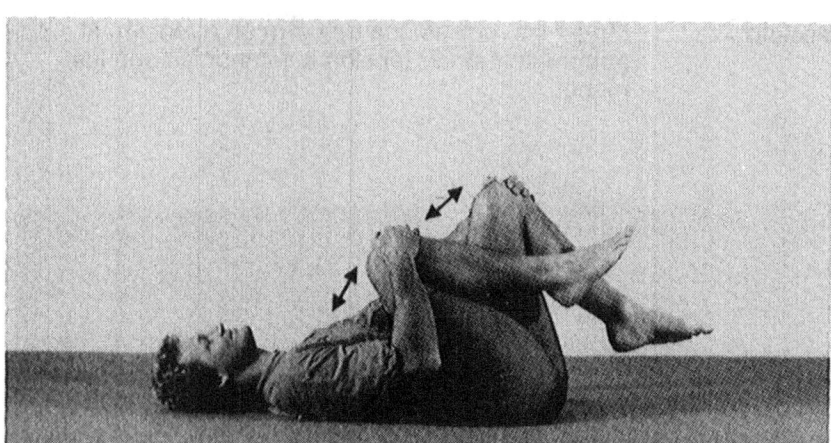

Indicaciones: Cabeza y hombros permanecen relajados en el
                        suelo. Cada mano rodea la rodilla de su mismo
                        lado.

Efectos: Estiramiento o relajación de la musculatura inferior
                        de la espalda. Estiramiento de la musculatura
                        glútea y de la parte posterior del muslo.

Columpio sobre la espalda

Posición inicial: Echado sobre la espalda, llevar las rodillas una tras otra hacia el vientre, rodeándolas con las manos.

Ejercicio: Rodar ligeramente sobre la espalda hacia adelante y hacia atrás, "columpiarse". Al mismo tiempo impulsarse con las rodillas, que están presionadas contra las manos.

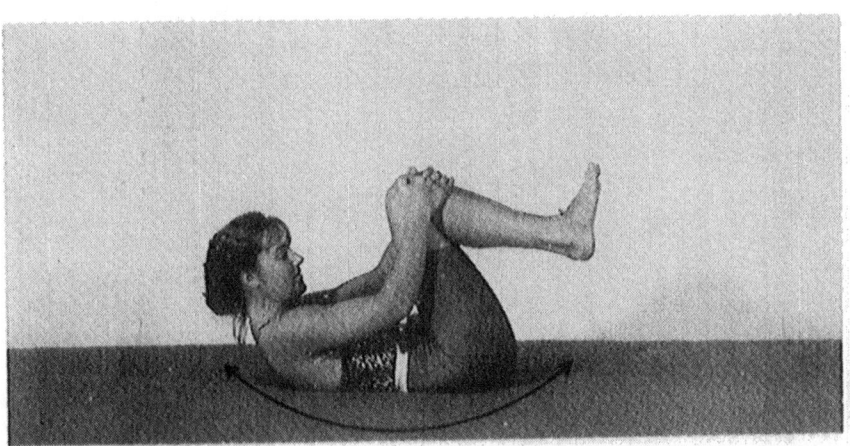

Indicaciones: La espalda permanece arqueada, movimiento "oscilante". La realización del movimiento no debe ser nunca brusca. Intensificar el movimiento de balanceo lentamente.

Efectos: Estiramiento de la musculatura de la espalda. Movilización de la columna.

Ejercicio: Solamente una rodilla es rodeada con la mano durante el movimiento de balanceo, la otra permanece extendida.

Indicaciones: Rodar recto hacia adelante y atrás. No caer hacia un lado.

Posición inicial: Echado sobre la espalda, la pierna derecha está flexionada, la izquierda extendida. El brazo izquierdo está estirado relajadamente al lado del cuerpo, el brazo derecho está extendido al lado de la cabeza.

Ejercicio: Presionar la columna lumbar hacia abajo, extender el brazo derecho hacia atrás y la pierna derecha hacia adelante.

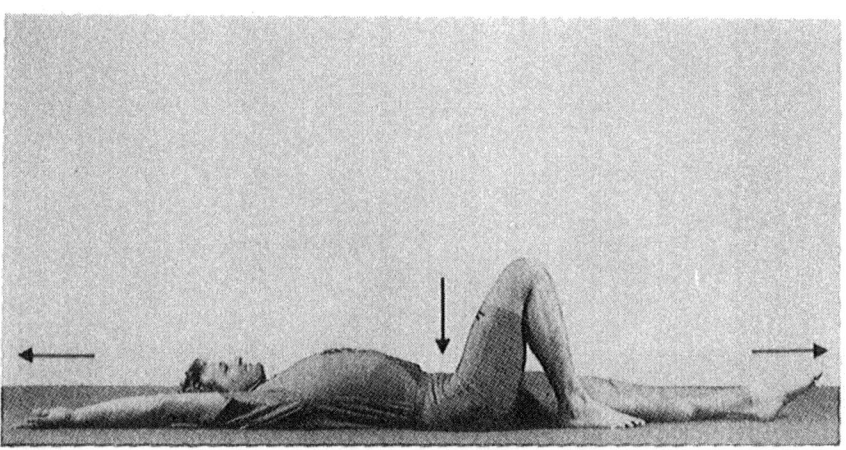

Indicaciones: Permanecer estirado sobre el suelo con la pierna y el brazo estirados. Elongarse al máximo.

Efectos: Estiramiento del gran músculo dorsal. Extensión de la columna vertebral.

3ᴱᴿ BLOQUE DE EJERCICIOS

Finalidad: Movilización de la columna vertebral. Estiramiento de la musculatura de la espalda, glútea y abdominal oblicua.

Tenga en cuenta las siguientes indicaciones: Desde la posición inicial se adopta lentamente la posición de estiramiento. Permanezca unos 20-30 segundos en esta posición de estiramiento y vuelva lentamente de nuevo a la posición inicial. Realizar los ejercicios en ambos lados.

Posición inicial: Echado sobre la espalda, piernas flexionadas. Los brazos están extendidas lateralmente sobre el suelo como continuación del eje formado por los hombros. Las palmas de las manos están giradas hacia abajo.

Ejercicio: Colocar las rodillas en el lado izquierdo, girar la cabeza hacia el lado derecho.

▲ ●

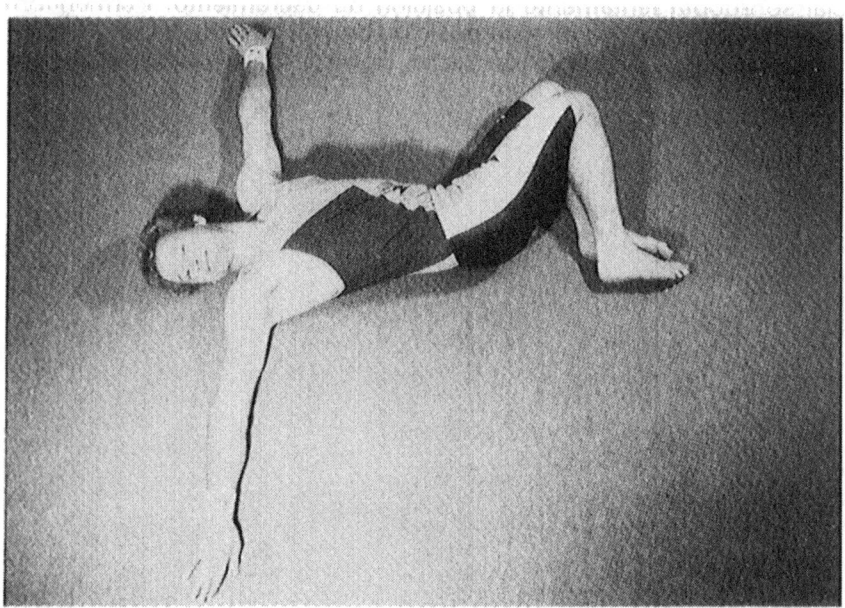

Indicaciones: Dejar ambos hombros sobre el suelo.

Efectos: Movilización de la columna. Estiramiento de la musculatura de la parte inferior de la espalda, glútea y la abdominal oblicua.

Variación 1:   Adoptar la posición de estiramiento. En esta postura, colocar la pierna inferior sobre la superior y así aumentar la tensión.

Variación 2:   En la posición de estiramiento, cruzar la pierna superior con la inferior.

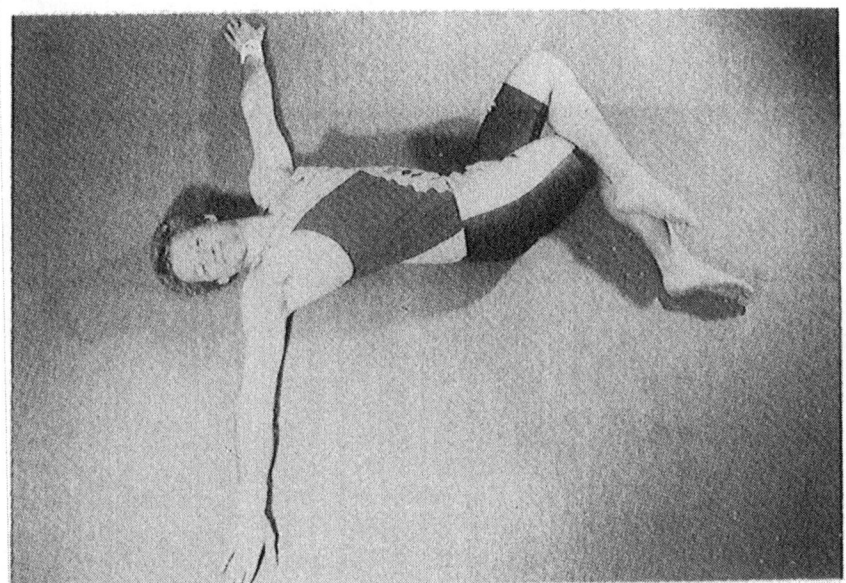

Indicaciones: Dirigir la respiración hacia el lado estirado. Los hombros permanecen sobre el suelo.

Efectos: Aumento del estiramiento de la musculatura de espalda, glútea y de la abdominal oblicua. Movilización de la columna dorsal.

Posición inicial: Echado sobre la espalda, la pierna derecha está
                        flexionada, la pierna izquierda extendida, los
                        brazos estirados lateralmente como prolongación
                        del eje formado por los hombros, las palmas de las
                        manos están vueltas hacia abajo.

Ejercicio: Girar la cabeza hacia la derecha; la rodilla derecha
                        intenta tocar el suelo al lado de la cadera izquierda.

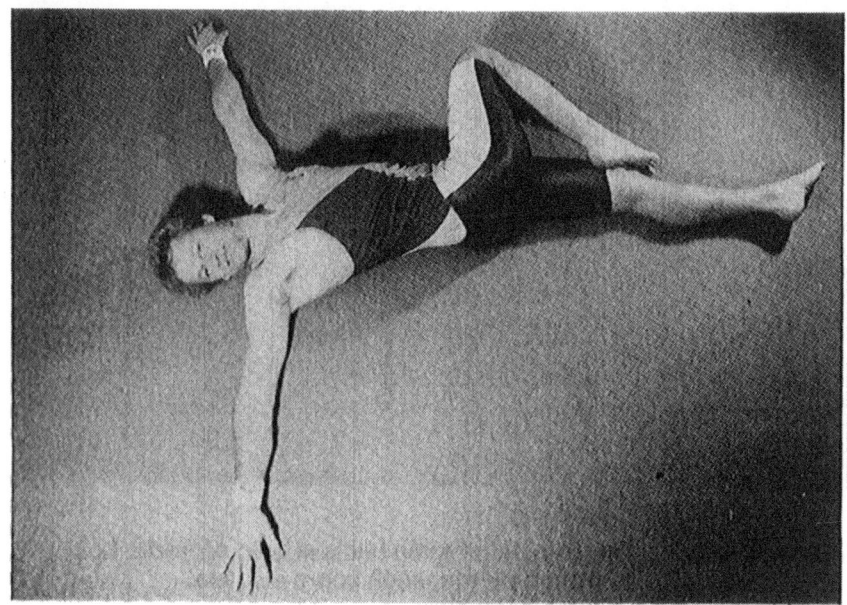

Indicaciones: Ambos hombros permanecen sobre el suelo.

Efectos: Movilización de la columna. Estiramiento de la
                        musculatura inferior de espalda y glútea.

Variación: Adoptar la posición de estiramiento. La mano
                        izquierda presiona la rodilla derecha más
                        fuertemente contra el suelo, sin que con ello se
                        levante el hombro derecho del suelo.

Posición inicial: Echado sobre la espalda, piernas flexionadas. Brazos extendidos como continuación del eje de los hombros.

Ejercicio: La mano izquierda tira hacia la mano derecha

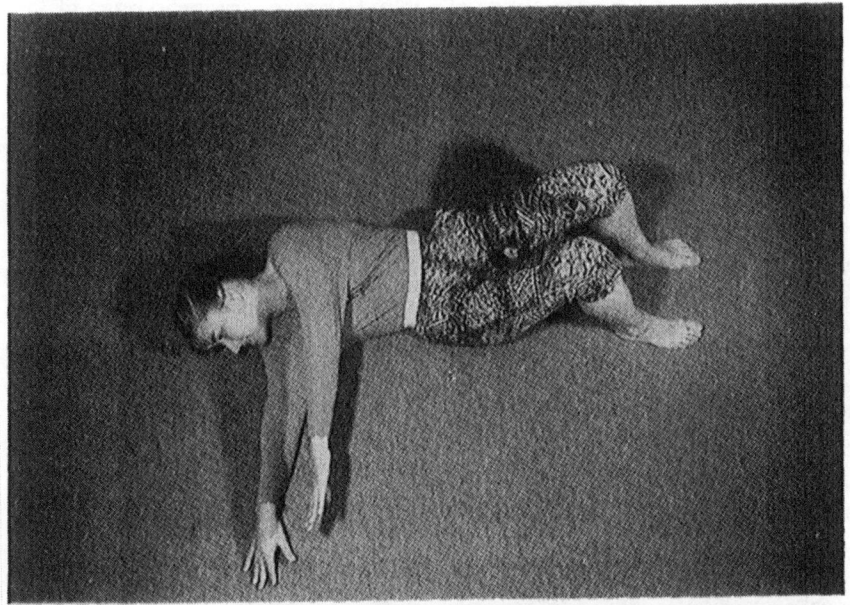

Indicaciones: Girar al mismo tiempo cabeza y hombro. Las piernas permanecen inmóviles.

Efectos: Movilización de la columna. Estiramiento de la musculatura superior de la espalda.

Variación: La pierna derecha está estirada cuando el cuerpo gira hacia el lado izquierdo.

Indicación: La pelvis permanece sobre el suelo.

Para experimentados:

Posición inicial: Echado sobre la espalda, pierna derecha
flexionada, pierna izquierda extendida, brazo
izquierdo al lado de la cabeza, el derecho al lado
del cuerpo.

Ejercicio: Levantar la cabeza y los hombros, sujetar el pie
derecho con la mano derecha y llevar el cuerpo de
nuevo sobre el suelo. El brazo izquierdo pasa al
lado de la cabeza y se apoya sobre el suelo.

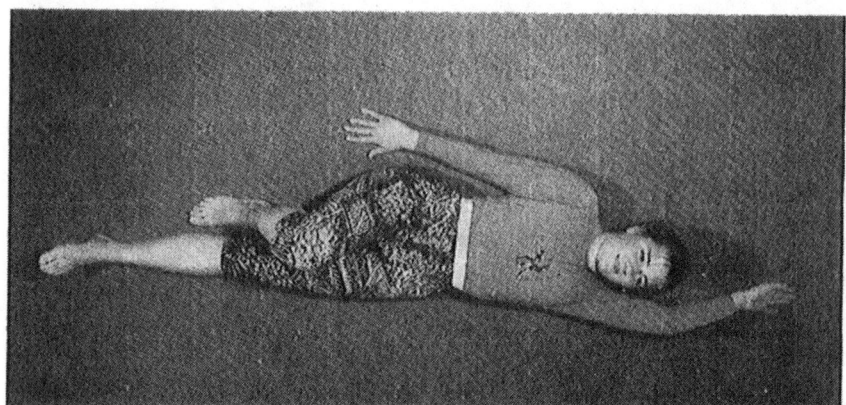

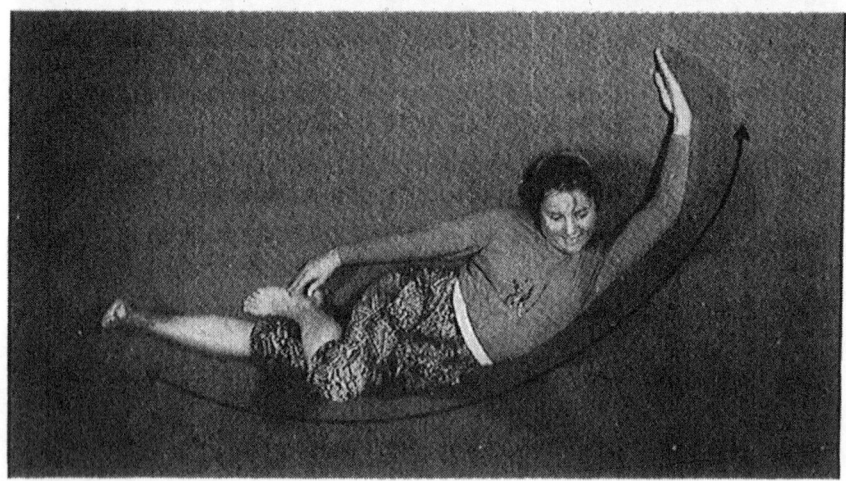

Indicaciones: La cabeza mira aún al techo. Los hombros y los glúteos permanecen sobre el suelo. Para intensificar el ejercicio, la pierna izquierda extendida se aparta activamente de la cadera, y los talones empujan.

Efectos: Estiramiento de toda la musculatura lateral del tronco. Movilización de la columna.

EJERCICIOS EN DECÚBITO PRONO

Para asegurar una postura erguida es totalmente necesario fortalecer los músculos debilitados que estabilizan la pelvis con ayuda de los músculos abdominales.

En la parte superior del tronco se fortalecen tanto los músculos de los omóplatos como los extensores de la espalda, para así prevenir una caída hacia adelante de los hombros.

Con el fin de evitar que la columna vertebral realice un esfuerzo inadecuado durante los ejercicios, es importante colocar un cojín o una toalla doblada debajo del abdomen. Así se descarga la musculatura de la espalda, que en la mayoría de los casos ya está muy reducida.

En todos los ejercicios hay que tener cuidado de no acentuar la concavidad de la espalda, es decir, no levantar las piernas, el tronco y los brazos hasta el máximo, sino separarlos ligeramente del suelo. Es importante estirar hacia adelante o hacia atrás para reforzar el estiramiento de la columna.

La finalidad es el fortalecimiento de la musculatura de la parte superior de espalda y hombros, así como también de la zona glútea.

Para conseguir este fortalecimiento, mantenga la posición de ejercicio unos 7 ó 10 segundos (puede aumentarse hasta 20 segundos).

Respirar tranquila y acompasadamente.

Realización lenta de los movimientos.

No dejar caer la cabeza hacia atrás, debe ser considerada una prolongación de la columna.

Adoptar la posición encogida de vez en cuando, para conseguir una descarga.

REALIZACIÓN DE LA TENSIÓN BÁSICA

Posición inicial: Echado sobre el vientre, los brazos se encuentran al lado del cuerpo. Piernas ligeramente abiertas. Frente sobre el suelo.

Ejercicio: Tensar fuertemente la musculatura glútea y del abdomen (tener la impresión de que se sostiene una moneda entre las nalgas). Seguidamente tensar la musculatura de los omóplatos, es decir, acercar los omóplatos a la columna (tener la impresión de que los omóplatos están unidos estrechamente). Levantar la cabeza ligeramente y estirarla hacia adelante. La mirada permanece dirigida hacia el suelo.

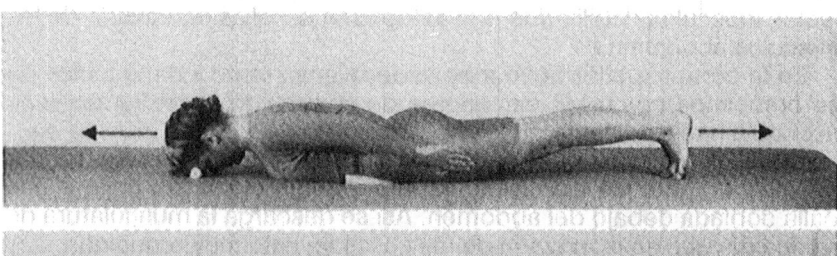

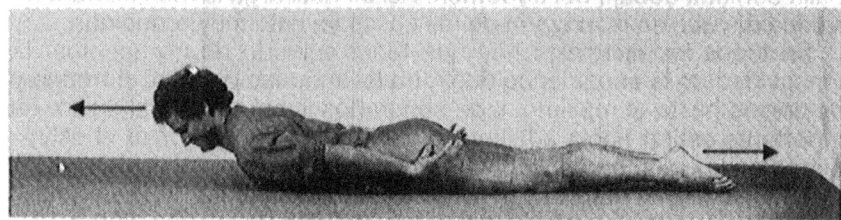

Se puede aumentar esta tensión básica apoyando las puntas de los pies en el suelo, en combinación con un empuje de los talones. Por tanto: la cabeza tira hacia adelante, y los talones hacia atrás. La tensión básica se deshace invirtiendo el orden. Sirve de fundamento para ejercicios posteriores y por lo tanto debe dominarse prioritariamente. Para que sea más fácil, los siguientes ejercicios pueden realizarse manteniendo la frente sobre el suelo.

1ᴱᴿ BLOQUE DE EJERCICIOS

Posición inicial: Echado sobre el vientre, levantar a continuación los brazos alternativamente o al mismo tiempo, palmas de las manos vueltas hacia abajo.

Ejercicio: Realizar la tensión básica, entonces levantar los brazos alternativamente o al mismo tiempo, palmas hacia abajo.

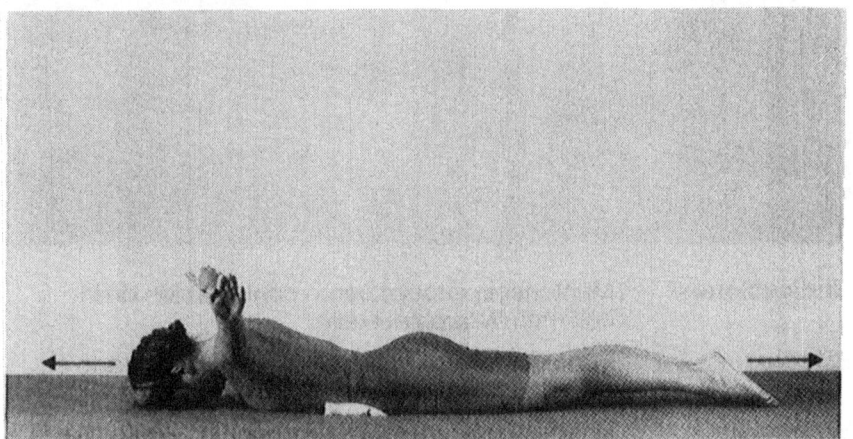

Indicaciones: Tirar fuertemente de los omóplatos en dirección a la columna. Levantar los brazos directamente como prolongación de los hombros.

Efectos: Fortalecimiento de la musculatura de la parte superior de espalda y hombros. Estiramiento de la musculatura del tórax y de los brazos.

Variación: Dibujar pequeños círculos con los brazos levantados, hacia adelante y hacia atrás.

Posición inicial: Echado sobre el vientre, los brazos se encuentran al lado de la cabeza en forma de U.

Ejercicio: Realizar la tensión básica, seguidamente levantar los brazos manteniendo la forma de U.

■

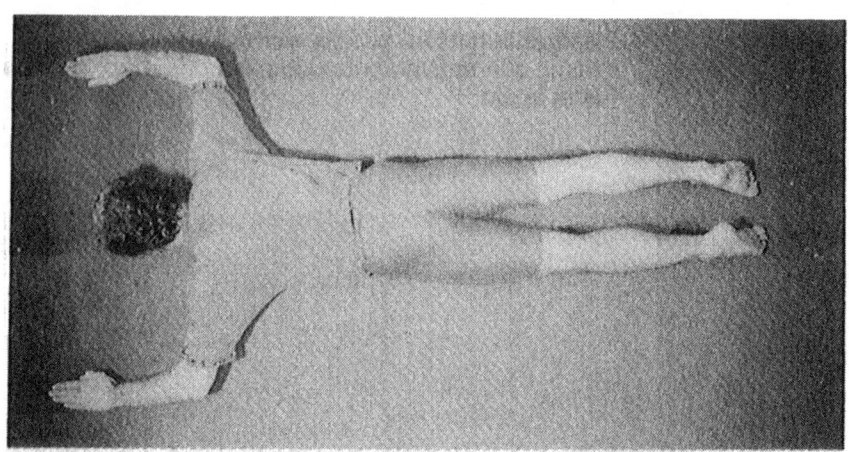

Indicaciones: Mantener la cabeza como continuación de la columna. Mirada al suelo.

Efectos: Fortalecimiento de la musculatura de la parte superior de espalda y hombros.

Variación: Desde la postura de U, extender los brazos hacia adelante alternativamente o al mismo tiempo.

Indicaciones: Estirar la cabeza y los brazos hacia adelante.

Posición inicial: Echado boca abajo, brazos cruzados en la espalda.

Ejercicio: Realizar la tensión básica. Extender los hombros y brazos hacia atrás-abajo, cabeza estirada hacia adelante.

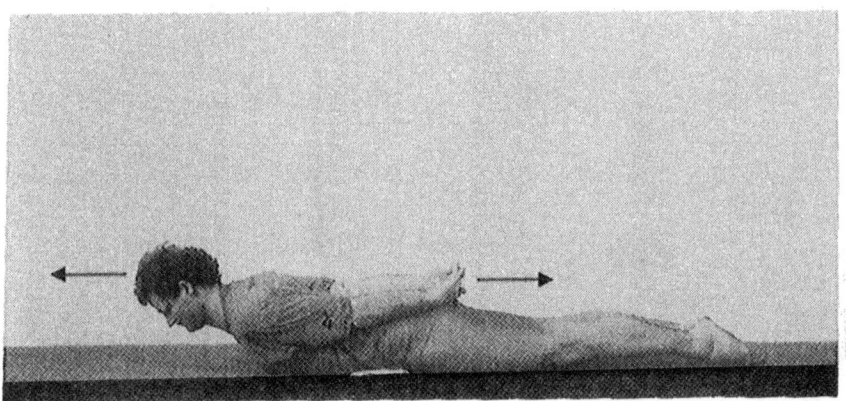

Indicaciones: Acercar los omóplatos a la columna.

Efectos: Fortalecimiento de la musculatura de la parte superior de espalda y hombros. Estiramiento de la columna.

Posición inicial: Echado sobre el vientre, los brazos están
                        extendidos al lado de la cabeza.

Ejercicio: Realizar la tensión básica, levantar los brazos
                        alternativamente o al mismo tiempo.

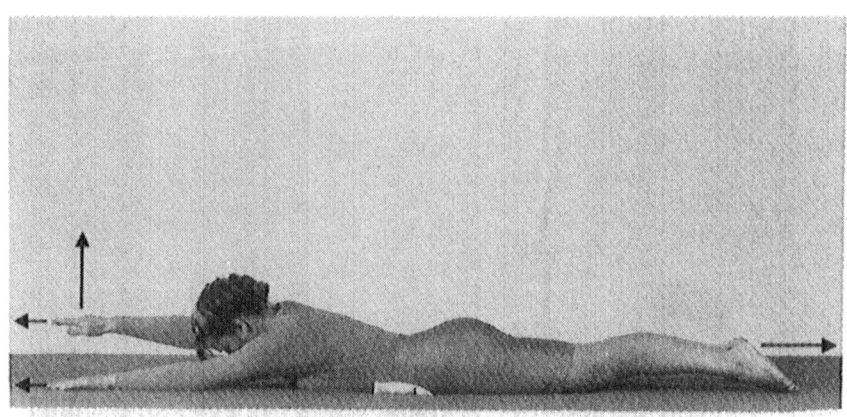

Indicaciones: Empujar los brazos hacia adelante, realizar tensión.
                    Mirada al suelo.

Efectos: Fortalecimiento de la musculatura de la parte
                    superior de la espalda, así como la de brazos y
                    hombros.

Variación 1:   Mover lentamente los brazos levantados
                    lateralmente hasta la espalda, regresando hacia
                    adelante.

Indicaciones: Realización lenta del movimiento. Inspirar cuando
                    los brazos se muevan hacia atrás, espirar cuando
                    se lleven los brazos de nuevo hacia adelante.

Variación 2:   Twist con las manos: cruzar las manos delante
                    varias veces.

Variación 3:   Describir pequeños círculos con los brazos
                    levantados (o sólo con las manos).

Indicaciones: Mantener los brazos extendidos. Mirada al suelo.

Posición inicial: Echado boca abajo, brazos extendidos al lado de la cabeza.

Ejercicio: Realizar la tensión básica, levantar brazos y cabeza. Realizar el movimiento de braza con los brazos.

Indicaciones: Estirarse hacia adelante. La mirada permanece dirigida al suelo.

Efectos: Fortalecimiento de la musculatura de la parte superior de la espalda y de los hombros.

Para experimentados:

Posición inicial: Echado boca abajo, brazos al lado de la cabeza.

Efectos: Realizar la tensión básica. Apretar una mano contra otra encima de la cabeza.

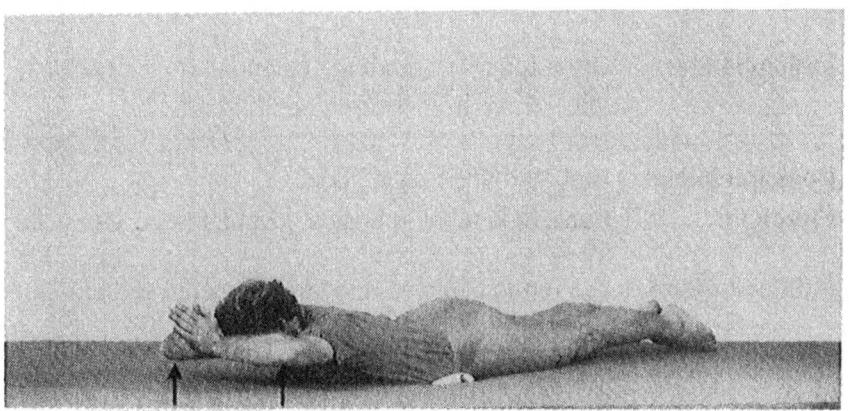

Indicaciones: Crear tensión isométrica por la presión de las manos una contra otra. Respiración acompasada. No levantar los hombros.

Efecto: Fortalecimiento de la musculatura superior de la espalda. Fortalecimiento de la musculatura de los hombros y del tórax.

Variación: Cada mano sujeta el antebrazo del otro brazo por
                        encima de la cabeza, estirar los codos hacia
                        afuera.

■

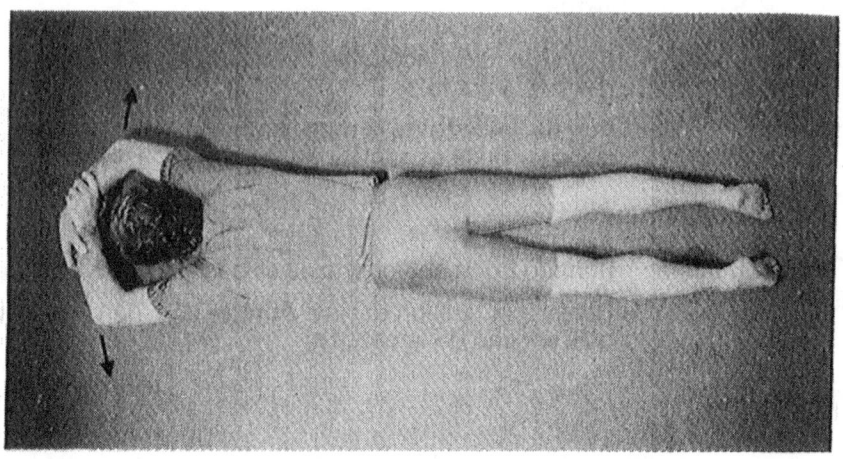

Indicaciones: Crear tensión isométrica extendiendo los codos
                        hacia afuera. Respiración acompasada.

Posición inicial: Ambas manos en la nuca.

Ejercicio: Realizar la tensión básica, levantar la cabeza y los
                        codos.

Indicaciones: Las manos sólo se apoyan levemente en la nuca.
                        No presionar la cabeza hacia abajo. Tirar de los
                        omóplatos en dirección a la columna. Mirada al
                        suelo.

Efectos: Fortalecimiento de la musculatura de la parte
                        superior de la espalda y de los hombros.

Posición inicial: Echado boca abajo, brazos al lado del cuerpo, las manos tocan los muslos.

Ejercicio: Realizar la tensión básica, levantar los hombros y la cabeza, inclinar el tronco hacia un lado y en esta posición apoyarlo de nuevo en el suelo.

■

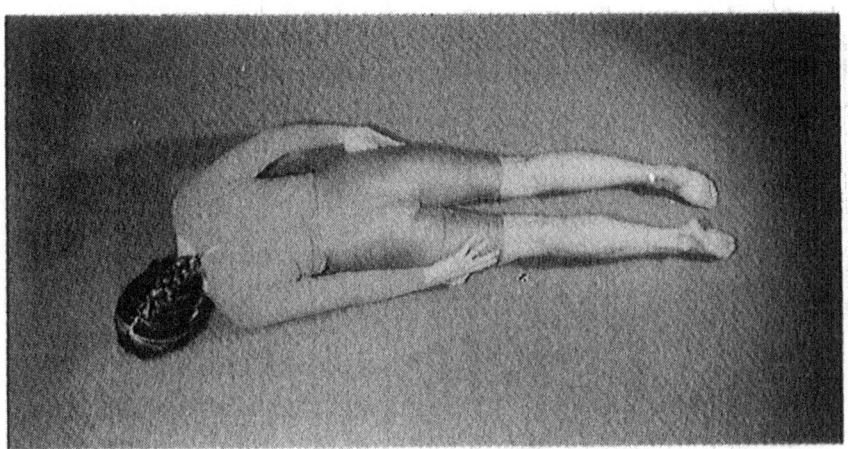

Indicaciones: Mirada al suelo.

Efectos: Fortalecimiento de la musculatura de la parte superior de hombros y espalda. Fortalecimiento de la musculatura lateral del tronco.

Variación 1:   Como en el ejercicio anterior, pero con las manos en la nuca.

Indicaciones: No presionar la cabeza hacia abajo.

Variación 2:   Como en el ejercicio anterior, pero los brazos extendidos hacia adelante.

Posición inicial: Echado boca abajo, brazos al lado del cuerpo, manos en los muslos.

Ejercicio: Realizar la tensión básica. Levantar los brazos del suelo y tirar de los omóplatos hacia la columna. A continuación girar alternativamente los hombros y la cabeza hacia la derecha y la izquierda.

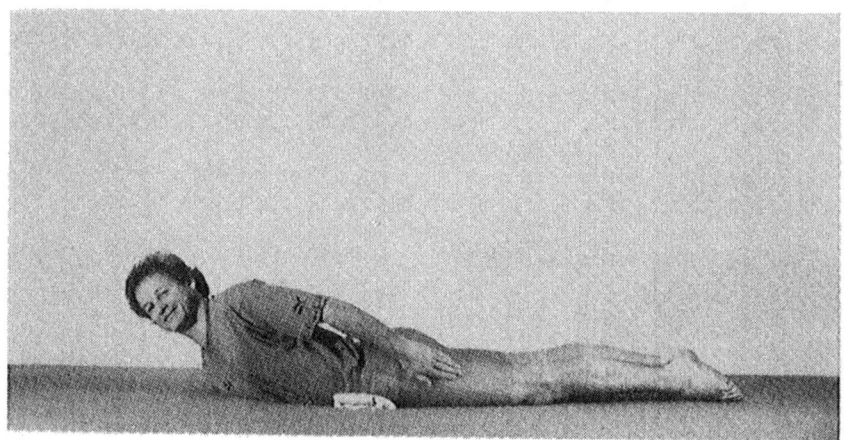

Indicaciones: La pelvis permanece en el suelo.

Efectos: Fortalecimiento de la musculatura de la espalda y de los hombros. Fortalecimiento de la musculatura del recto abdominal. Movilización de la columna.

Variación para experimentados:

Ejercicio: Como el ejercicio anterior, pero con las manos en la nuca.

Ejercicio: Como el ejercicio anterior, pero con brazos extendidos.

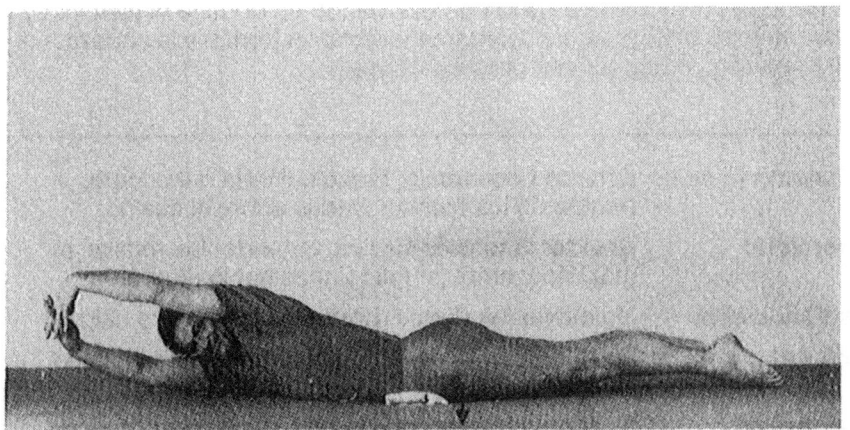

Indicaciones: Dejar la cabeza entre los brazos durante el giro.

2° BLOQUE DE EJERCICIOS

Ahora se mueven las piernas. Sólo se levantan levemente, para que, de esta forma, la pelvis permanezca sobre el suelo. Con los pies se ejerce un empuje hacia atrás. En primer lugar, tanto el tronco como la cabeza descansan sobre el suelo. Para facilitarlo se puede colocar un pequeño cojín debajo de la frente. Cuando se domine el ejercicio y para intensificarlo, pueden levantarse también el tronco y la cabeza. La mirada siempre permanece dirigida al suelo.

Posición inicial:	Echado boca abajo, brazos al lado del cuerpo, puntas de los pies apoyadas sobre el suelo.
Ejercicio:	Realizar la tensión básica, extender las rodillas al máximo y empujar los talones hacia afuera.
Indicaciones:	No mover los dedos del suelo. Apretar las nalgas.
Efectos:	Fortalecimiento de la musculatura glútea y de las piernas.
Variación:	Andar pequeños pasos hacia derecha e izquierda sobre las puntas de los pies.

Posición inicial:	Echado boca abajo, brazos al lado del cuerpo. Pies extendidos.
Ejercicio:	Levantar las caderas alternadamente, mientras se estira la pierna contraria a la cadera elevada.
Efectos:	Movilización de la columna lumbar.

Posición inicial: Echado boca abajo, brazos al lado del cuerpo, pies extendidos.

Ejercicio: Realizar la tensión básica. Levantar la pierna extendida empujando con el talón.

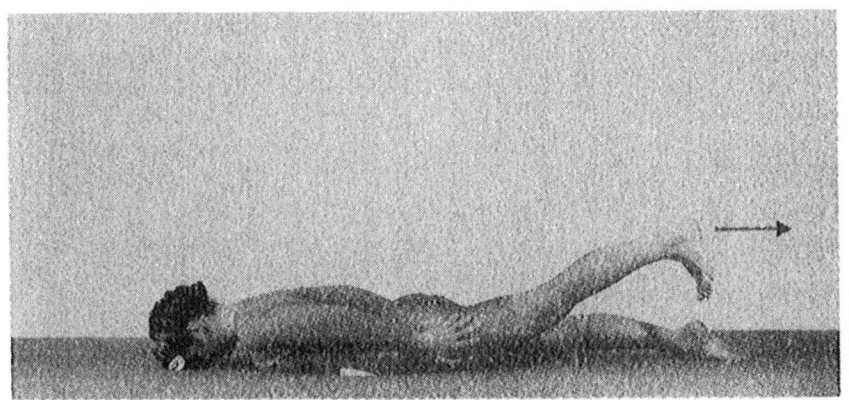

Indicaciones: La pelvis permanece sobre el suelo.

Efectos: Fortalecimiento de la musculatura de nalgas y de la parte posterior de la pierna.

Variación 1: Flexionar y extender el pie en el aire.

Variación 2: Flexionar y extender lentamente la pierna en el aire.

Variación para experimentados: 1. Realizar la tensión básica, levantar ligeramente las piernas comprimiéndolas fuertemente una contra otra, empujar con los talones.
2. Flexionar y extender lenta y alternadamente las piernas en el aire, manteniéndolas muy juntas.

Indicaciones: La pelvis permanece sobre el suelo.

Posición inicial: Echado boca abajo, brazos al lado del cuerpo.

Ejercicio: Realizar la tensión básica, levantar una pierna empujando con el talón. Llevar la pierna hacia afuera y acercarla de nuevo.

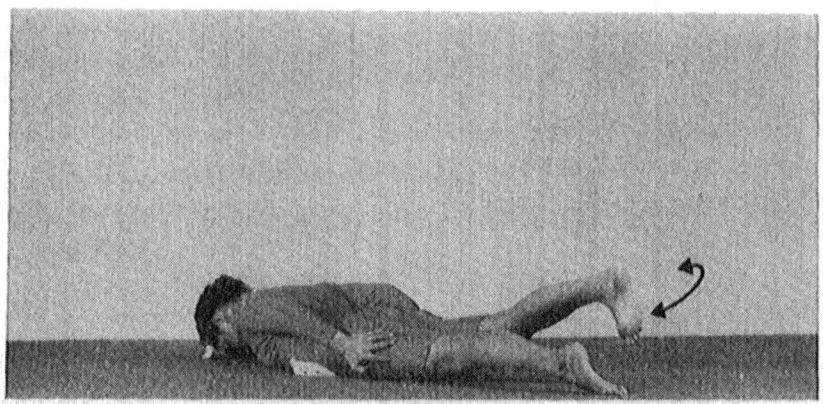

Indicaciones: Realización lenta del movimiento. La pelvis permanece en el suelo.

Efectos: Fortalecimiento de la musculatura glútea y de la parte posterior de la pierna. Movilización de la articulación de la cadera.

Variación: La pierna levantada contacta con la que se encuentra en el suelo y después es llevada hacia afuera.

Variación para experimentados: Levantar ligeramente ambas piernas extendidas y abrirlas en el aire, cerrarlas de nuevo. Empuje con los talones.

Indicaciones: Realización lenta del movimiento. La pelvis permanece en el suelo. Al cerrar las piernas, estrecharlas fuertemente una contra otra.

Variación para experimentados: Levantar ambas piernas extendidas, moverlas al mismo tiempo hacia derecha e izquierda, y empujar con los talones.

Indicación: Apretar las piernas fuertemente una contra otra.

Posición inicial:　Echado boca abajo, brazos al lado del cuerpo, puntas de los pies levantadas.

Ejercicio:　Realizar la tensión básica, levantar una pierna extendida, empuje con los talones. Hacer girar lentamente la pierna desde la cadera, hacia adentro y afuera.

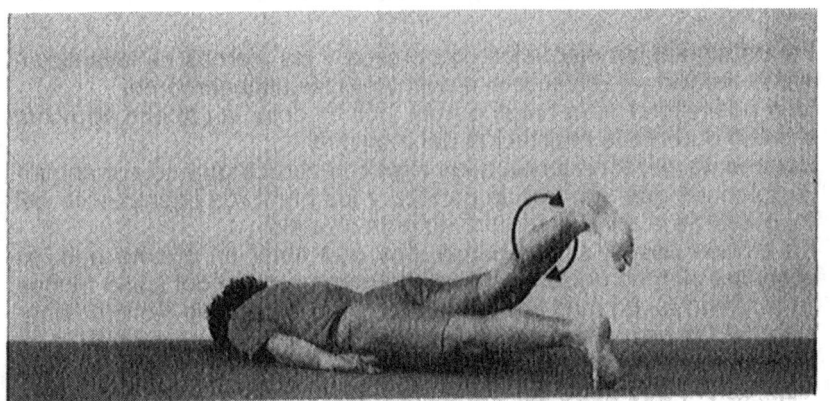

Indicaciones:　La pelvis permanece en el suelo. Mantener el empuje con los talones, las puntas de los pies miran hacia abajo.

Efectos:　Fortalecimiento de la musculatura glútea y de la parte posterior de la pierna. Movilización de la articulación de la rodilla.

Variación para experimentados:　1. Levantar ambas piernas extendidas y hacerlas girar al mismo tiempo.
2. Levantar ambas piernas extendidas y hacerlas girar en el mismo sentido.

Indicaciones:　Para facilitarlo, pueden estirarse los pies. Realización lenta del movimiento.

3ᴱᴿ BLOQUE DE EJERCICIOS

La finalidad de este bloque de ejercicios es el fortalecimiento unificado y simultáneo de la musculatura de espalda-hombros, así como también de nalgas y de la parte posterior de la pierna. Constituye por tanto una combinación de los anteriores grupos de ejercicios.

Los ejercicios que aquí se presentan están pensados como sugerencias de posibles variaciones, que cada uno puede crear por sí mismo.

En los siguientes ejercicios, los brazos y las piernas se levantarán al mismo tiempo y realizarán el movimiento simultáneamente.

Una posibilidad para hacerlo más fácil es dejar la cabeza apoyada en el suelo durante la realización del movimiento.

Solamente se recomienda a los experimentados que no sufran ninguna dolencia, que separen la cabeza y los hombros ligeramente del suelo, mientras la mirada seguirá dirigida al suelo.

En ambos casos, sin embargo, hay que tener en cuenta que los brazos y las piernas únicamente se levantan un poco del suelo (nunca hasta el máximo). Es más importante tirar con los brazos hacia adelante mientras las piernas se extienden al mismo tiempo hacia atrás, y de esta forma contribuir al estiramiento de la columna. Observen también su respiración, que debe ser tranquila y acompasada. Evite una respiración angustiosa.

Si ya tiene molestias, sobre todo en la región de la columna lumbar, renuncie a este bloque de ejercicios, y busque, entre las sugerencias, unos ejercicios más indicados para Vd.

Posición inicial: Echado boca abajo, brazo derecho extendido y levantado al lado de la cabeza, brazo izquierdo extendido al lado del cuerpo, la palma toca el muslo.

Ejercicio: Realizar la tensión básica, entonces levantar al mismo tiempo los hombros, la cabeza, y el brazo derecho y pierna izquierda extendidos. Imagínese que alguien está tirándole de la mano y del pie al mismo tiempo.

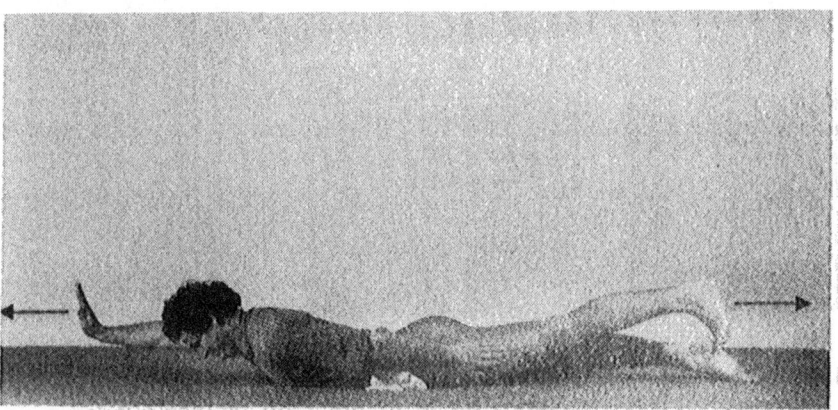

Indicaciones: En primer lugar puede realizarse el ejercicio de tal manera que los hombros y la cabeza permanezcan sobre el suelo. Los dedos de la mano estirada están levantados. El pie extendido presiona.

Efectos: Fortalecimiento de la musculatura de espalda, hombros y nalgas. Estiramiento de la columna vertebral.

Posición inicial: Echado boca abajo, brazos extendidos al lado de la cabeza.

Ejercicio: Realizar la tensión básica. Levantar levemente los brazos y las piernas, extendiéndolos simétricamente. Imagínese que alguien tira de Vd. para separarlo en dos.

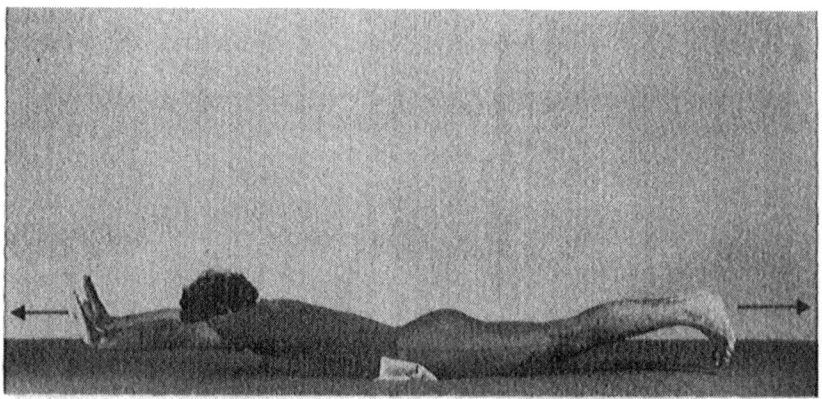

Indicaciones: Mantener los brazos como continuación del tronco. Los dedos de las manos y de los pies pueden levantarse.

Efectos: Fortalecimiento de la musculatura de la espalda, hombros y nalgas. Estiramiento de la columna vertebral.

Variación 1: Abrir y cerrar al mismo tiempo brazos y piernas.

Variación 2: Levantar y bajar alternativamente brazos y piernas.

Variación 3: Realice todo el movimiento de braza, manteniendo la mirada al suelo.

EJERCICIOS EN DECÚBITO LATERAL

En la posición echado de costado, la cabeza recta está apoyada en el antebrazo que está flexionado o estirado (no inclinar la barbilla hacia el tórax).

Si se necesita, se puede colocar un cojín debajo de la cabeza.

La mano superior está apoyada en el suelo delante del pecho. A pesar de ello, no mover el hombro hacia adelante.

Las caderas permanecen verticales.

Visto desde arriba, el cuerpo parece una línea recta.

Todos los ejercicios se realizarán tan lenta y exactamente como los anteriores.

Respirar tranquila y acompasadamente.

Mantener la posición de ejercicio más de 10 segundos (pueden aumentarse a 20 segundos), para conseguir así el fortalecimiento deseado.

Repetir los ejercicios unas 3 ó 5 veces.

Tener en cuenta el cambio de lado.

Es aconsejable dominar el ejercicio básico antes de pasar a los demás ejercicios.

La finalidad es el fortalecimiento simultáneo de la musculatura del abdomen y glútea para estabilizar la columna, el fortalecimiento de la totalidad de la musculatura lateral del tronco y la movilización de la articulación de la cadera.

Importante: En caso de dolencias de la columna lumbar o en el caso de fuerte lordosis (columna cóncava), se flexionará la rodilla inferior. Los ejercicios se realizarán entonces desde esta posición inicial.

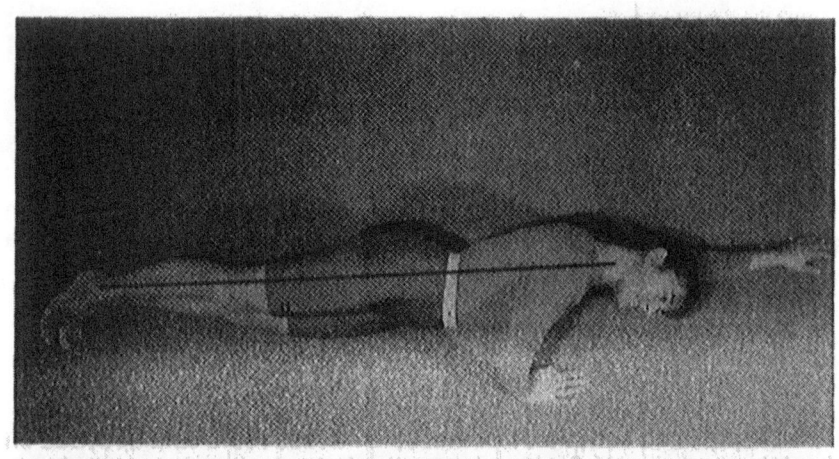

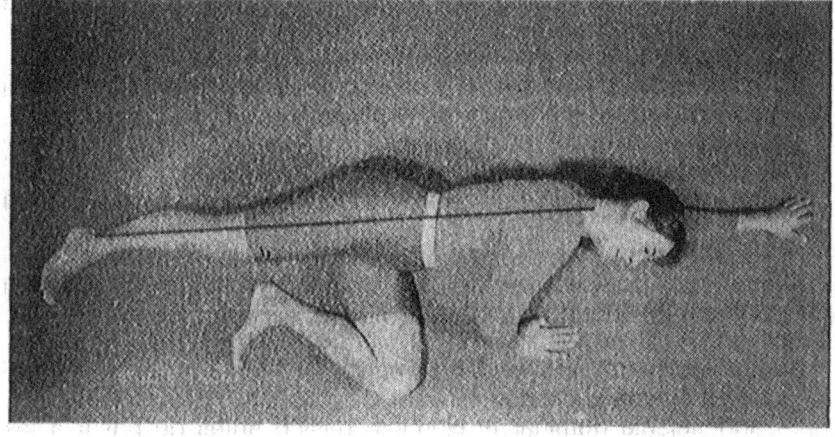

EJERCICIO BÁSICO

Posición inicial: Echado de costado.

Ejercicio: Levantar la pierna superior extendida, empujar el talón hacia afuera y mantener la pierna elevada.

■

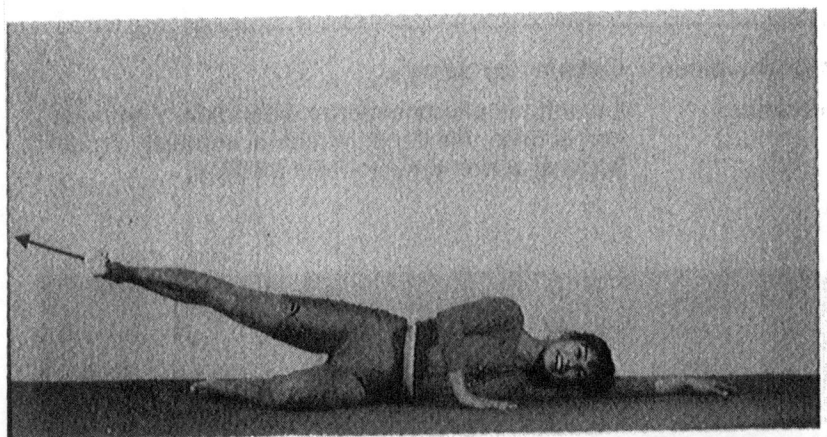

Indicaciones: La pelvis permanece vertical (no permitir que caiga hacia adelante o hacia atrás). Levantar la pierna lateralmente, la punta del pie mira hacia adelante. Por el empuje del talón hacia afuera, crear tensión isométrica.

Efectos: Fortalecimiento de la musculatura del recto abdominal y glútea, es decir, de la musculatura que rodea la pelvis y estabiliza la columna lumbar.

Bloque de ejercicios

Posición inicial: Echado de costado.

Ejercicio: Levantar la pierna superior flexionada, mantener en esta posición y mover el pie, (flexionarlo, extenderlo y hacerlo girar).

Indicaciones: Mantener la pelvis vertical.

Posición inicial: Echado de costado.

Ejercicio: Levantar la pierna superior extendida, y empujar con el talón. Flexionar la pierna, empujar la rodilla hacia el abdomen y volverla a estirar.

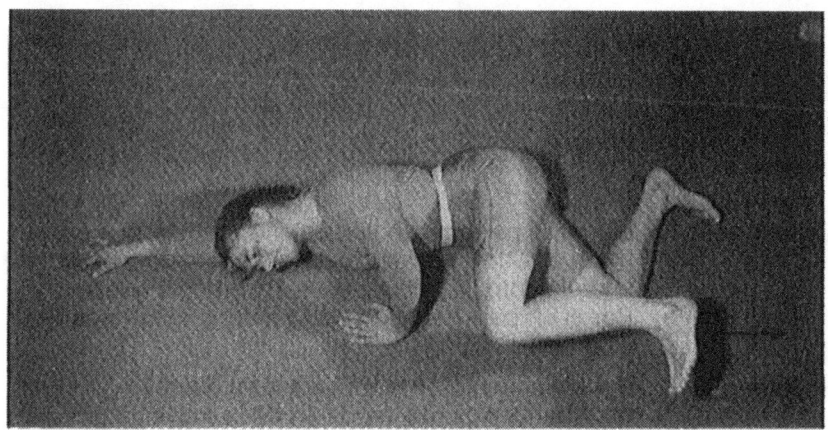

Indicaciones: Realización lenta del movimiento. Mantener el tronco inmóvil.

Efectos: Fortalecimiento de la musculatura oblícua del abdomen y glútea.

Variación: Ir en bicicleta con la pierna superior levantada (hacia adelante y atrás).

Indicaciones: Realización lenta del ejercicio. Llevar la pierna hacia atrás sólo hasta el punto que la columna se vuelva cóncava. Mantener el tronco inmóvil.

Variación para experimentados: Levantar también la pierna inferior, ir en bicicleta con ambas piernas.

Indicaciones: Mantener la pelvis estable.

Posición inicial: Echado de costado.

Ejercicio: Levantar la pierna superior extendida, empuje con el talón. Mover la pierna lentamente hacia arriba y hacia abajo.

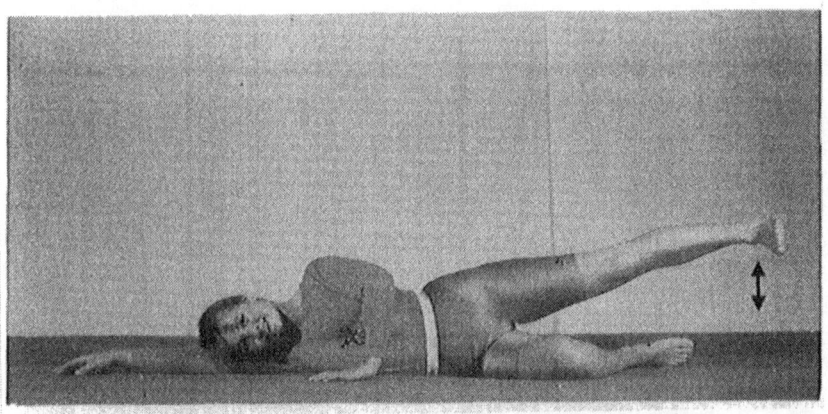

Indicaciones: Levantar la pierna sólo hasta el punto que la pelvis pueda permanecer vertical. La punta del pie mira hacia adelante.

Efectos: Fortalecimiento de la musculatura abdominal oblícua y glútea.

Variación 1: Tocar el suelo con el pie de la pierna extendida, adelante y atrás.

Variación 2: Mover la pierna levantada lentamente hacia adelante y vuelta atrás.

Variación 3:   Girar levemente, a la altura de la cadera, la pierna extendida y levantada (hacia adentro y afuera).

Indicaciones: Realización del movimiento de forma lenta y no muy acusada. La punta del pie mira siempre hacia adelante. Mantener el tronco inmóvil. No dejar caer la pelvis hacia adelante o atrás. Mover la pierna sólo hasta el punto que la columna se vuelva cóncava.

Para experimentados:

Posición inicial: Echado sobre el costado.

Ejercicio: Levantar la pierna superior extendida, y empujar con los talones. Levantar entonces levemente la pierna inferior flexionada.

■

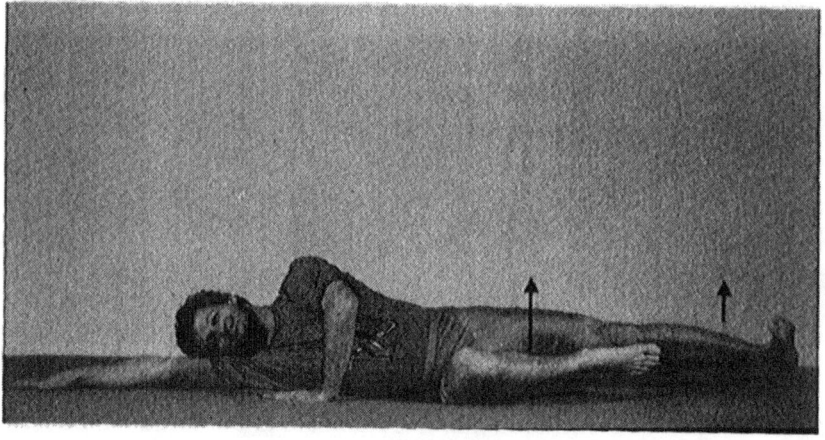

Indicaciones: No dejar caer la pelvis hacia adelante o atrás. Mantener el tronco inmóvil.

Efectos: Aumento del fortalecimiento de la musculatura abdominal, oblicua y glútea.

Variación: Separar la mano de apoyo del suelo, apretarla
contra el muslo de la pierna inferior flexionada. La
puntas de los pies miran hacia el suelo. Al mismo
tiempo mantener el codo ligeramente flexionado.

■

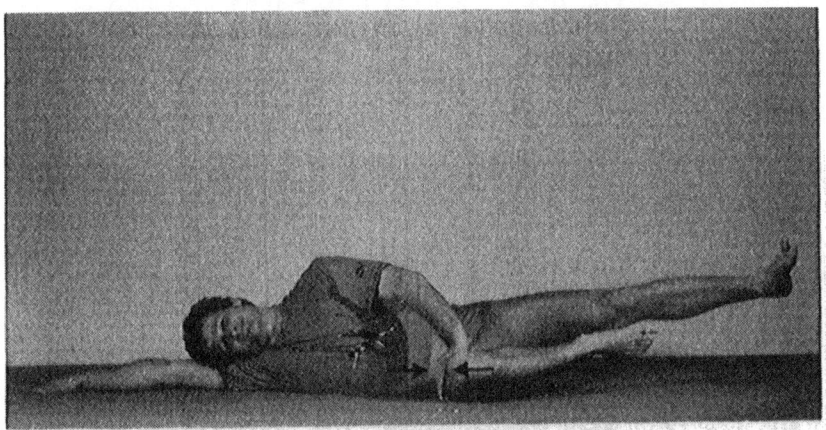

Indicaciones: Crear tensión isométrica por la presión de la mano
contra el muslo. Mantener el tronco y la pelvis
estables.

Efectos: Fortalecimiento general.

Posición inicial: Echado de costado, el brazo inferior está extendido por encima de la cabeza, el superior descansa relajado sobre el muslo estirado. La pierna inferior está flexionada, la superior extendida.

Ejercicio: Levantar la cabeza y el tronco hacia el lado, la mano superior tira en dirección de la rodilla superior.

■

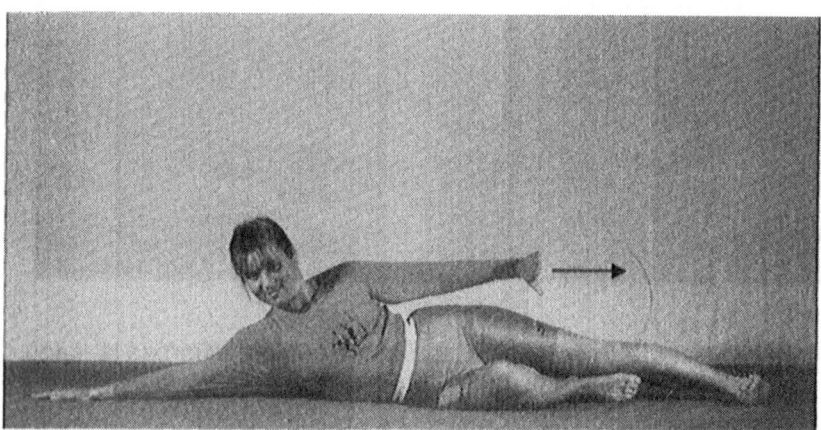

Indicaciones: El brazo inferior desempeña una mínima función de apoyo. Levantar la cabeza y el tronco directamente de lado (no caer hacia adelante y atrás). La mirada está dirigida hacia adelante. Las caderas permanecen verticales.

Efectos: Fortalecimiento de la musculatura lateral del tronco. Movilización de la columna.

Variación 1: Para reforzar, se levanta lateralmente la pierna superior extendida.

Variación 2 para experimentados: Para un mayor reforzamiento se levanta también el brazo inferior.

■

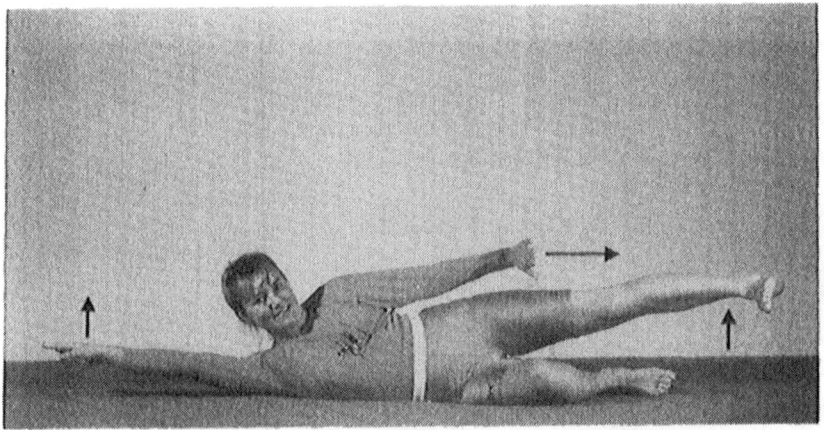

Para experimentados:

Posición inicial: Echado de costado con piernas extendidas.

Ejercicio: Levantar ligeramente la pierna superior extendida y mantenerla así. Tocar con el pie de la pierna inferior el de la pierna superior y volver al suelo.

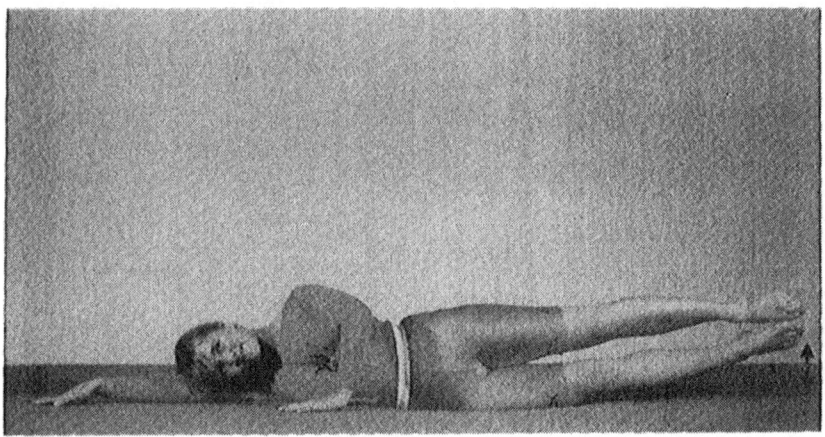

Indicaciones: Mantener la pelvis y el tronco estables, no caer hacia adelante o atrás. Levantar sólo ligeramente la pierna superior (no al máximo).

Efectos: Fortalecimiento de la musculatura abdominal oblícua y glútea. Fortalecimiento de la musculatura de los muslos.

Variación 1:   Levantar la pierna inferior primero delante de la pierna superior y después detrás de ésta.

Variación 2:   Levantar primero la pierna superior extendida, juntar con la inferior y, en el aire, presionar las piernas una contra otra.

Variación 3:   Para reforzar, se levantan al mismo tiempo ambas piernas extendidas con empuje de talones.

■

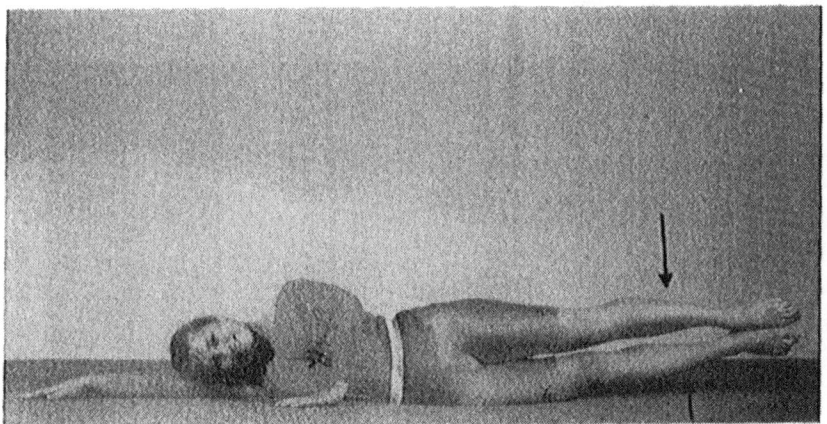

Para experimentados:

Posición inicial: Echado de costado con piernas extendidas. El brazo inferior está estirado sobre el suelo, el superior descansa sobre el muslo.

Ejercicio: Levantar al mismo tiempo y hacia el lado ligeramente las piernas, a continuación la cabeza y el tronco, mientras la mano superior tira en dirección a la rodilla superior.

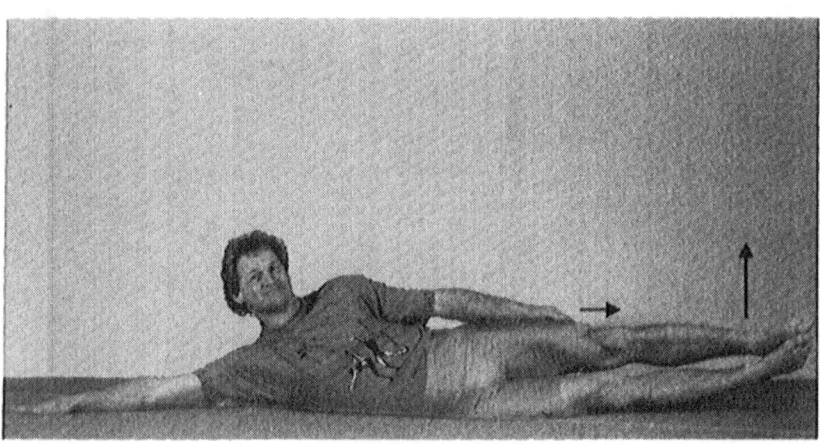

Indicaciones: No girar la cabeza. Mantener el tronco y la pelvis estables, no caer hacia adelante o atrás. La mano inferior solamente tiene una mínima función de apoyo.

Efectos: Fortalecimiento de la totalidad de la musculatura lateral del tronco. Fortalecimiento de la musculatura de la pelvis y la columna lumbar.

Variación: Para reforzar se levanta también el brazo inferior .

EJERCICIOS EN CUADRUPEDIAS

Ya que en cuadrupedias, la columna prácticamente no realiza ningún esfuerzo, este bloque de ejercicios es muy adecuado para la movilización. Movilización quiere decir "volver a hacer móvil", o sea desplazar la columna vertebral en las regiones cervical, dorsal y lumbar, pero también conservar su movilidad.

A menudo, sólo se reconoce la importancia que tiene la movilidad cuando se hacen patentes las limitaciones en el movimiento (p.e. al vestirse) e incluso dolores (p.e. cuando se vuelve la cabeza al aparcar).

Además, estos ejercicios conllevan un fortalecimiento y estiramiento de la musculatura del tronco.

Para llevar a cabo los ejercicios correctamente, debería ser ayudado por un compañero, quien le controle en la realización hasta que tenga la sensibilidad para saber si su columna está en posición correcta. Cuando los lleve a cabo, tenga en cuenta los siguientes aspectos:

Realice todos los ejercicios lentamente y con concentración.

"Sienta" los movimientos que se producen en su columna.

Cada ejercicio debería ser repetido hasta 3 veces (más tarde hasta 5 veces).

En aquellos ejercicios en los que se trate de mover los brazos y piernas, tenga en cuenta el cambio de lado.

Respire tranquila y acompasadamente. Evite la respiración angustiosa.

Para relajarse puede adoptar entre cada ejercicio la posición encogida, es decir, colocando las nalgas sobre los talones.

Todos los ejercicios comienzan con la posición de cuadrupedias.

Para evitar errores desde un principio, debería adoptarse esta posición de forma totalmente correcta:

Brazos y muslos están completamente verticales. La parte inferior de la pierna y el dorso del pie descansan sobre la superficie inferior. Las piernas están ligeramente separadas.

Los dedos miran hacia adelante, los codos hacia afuera.

Vista de lado, la espalda parece recta (como un banco). Para ello se tensan ligeramente los muslos del abdomen y nalgas, se levanta un poco el tronco a la altura de los hombros, la nuca hacia afuera. La cabeza se mantiene como si fuera la continuación del tronco, paralela al suelo.

Si al apoyar el dorso del pie sobre el suelo siente dolores, puede colocarse un pequeño cojín debajo.

Quien tenga problemas con las muñecas podrá realizar la mayoría de los ejercicios apoyándose sobre el antebrazo.

Antes de comenzar con los verdaderos ejercicios, debe conocer, en primer lugar, algunos ejercicios que desarrollen la sensibilidad de su cuerpo.

Vd. notará como se puede mover la columna en cada uno de sus segmentos.

Dirija su concentración hacia esas regiones y sentirá el efecto de descarga sobre su columna. Tómese 5 minutos de paz y descanso, y pruebe, a continuación, qué movimientos son posibles en la región de su columna lumbar.

Adopte la posición de cuadrupedia.

Olvídese de sus hombros, y concéntrese sólo en su columna lumbar y su pelvis.

Intente mover únicamente esta región de forma lenta y controlada. Juegue con ella.

¿Cuáles son las direcciones de movimiento que existen?

Cierre los ojos para así notar mejor el movimiento.

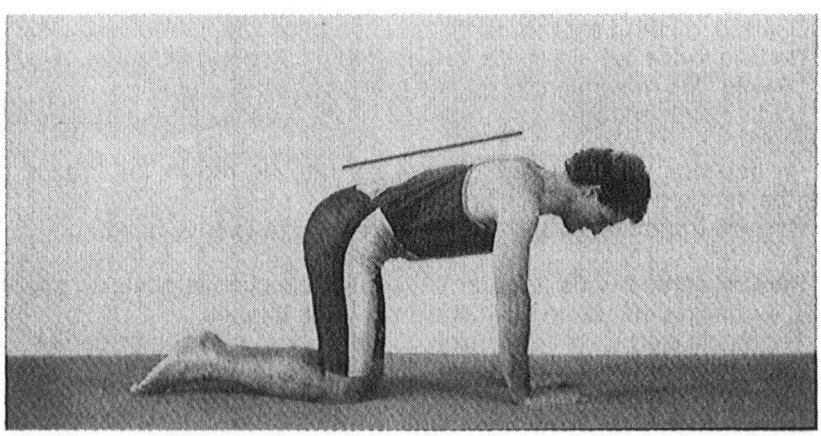

¿Se ha dado cuenta de cómo puede hacer móvil la columna en este segmento?

Habrá comprobado que sólo son posibles pequeños movimientos si se mantienen inmóviles tanto el pecho como los hombros.

Tómese de nuevo 5 minutos de paz y descanso para sentir también, en posición de cuadrupedia, el segmento superior de su columna, la columna cervical y dorsal.

Piense ahora en mantener estable la región de columna lumbar-pelvis, concentrándose exclusivamente en el ámbito de la parte superior del tronco. Sólo ahí serán visibles sus movimientos controlados.

Siga teniendo en cuenta una realización lenta del movimiento, incluyendo la cabeza.

Para control y corrección, compare los siguientes ejercicios que se describen con su propia realización de los movimientos:

Movilización de la columna lumbar

Ejercicio: Tire de la pelvis alternativamente en dirección al hombro correspondiente.

Indicaciones: Realización del movimiento lenta y controlada. Mantener inmóvil la parte superior del tronco, el movimiento sólo transcurre en el ámbito lumbar-pélvico.

Ejercicio: Tense fuertemente los músculos del abdomen y glúteos, de tal manera que sus nalgas adquieran una forma totalmente uniforme.

●

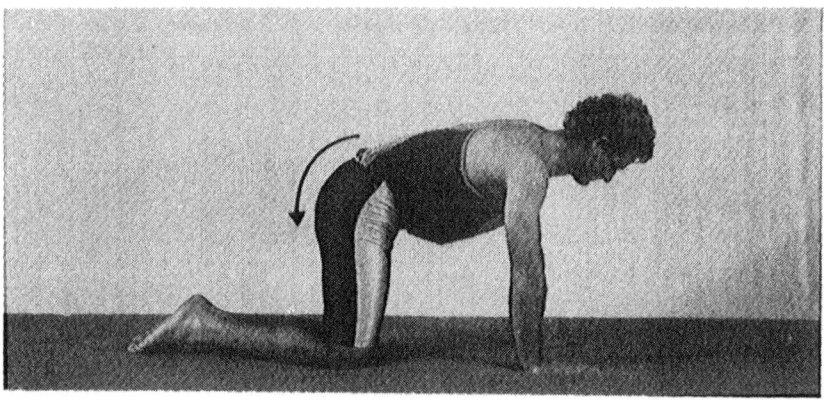

Indicaciones: Al encoger sus nalgas, imagínese que aguanta una moneda de 50 ptas. Al volver a la posición inicial, no permitir que la espalda se vuelva cóncava.

Ejercicio: Intente describir pequeños círculos con sus caderas. Hacia adelante, atrás y al lado.

Indicaciones: Mantener inmóvil la parte superior del tronco. Los pequeños movimientos sólo son visibles en el ámbito lumbar-pélvico. Evitar la espalda cóncava.

Movilización de la columna cervical y dorsal

Ejercicio: Baje su barbilla hacia el tórax y empuje la región de
                        escapular hacia arriba lentamente.

●

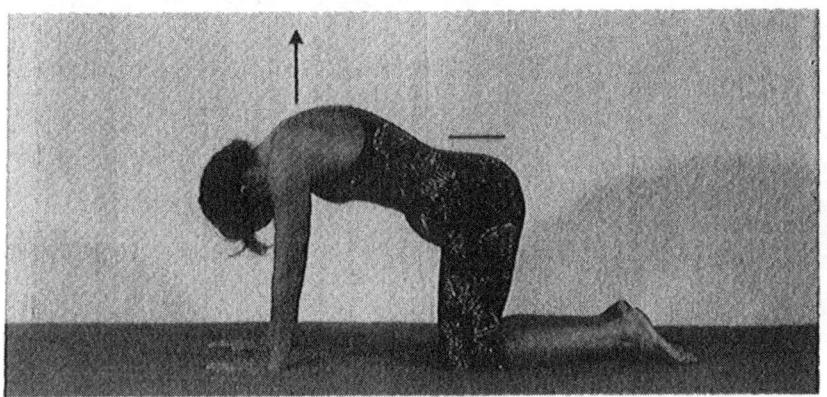

Indicaciones: No se mueven ni la columna lumbar ni la pelvis.
                       Imagínese que quiere introducir brazos y manos en
                       el suelo.

Ejercicio: Incline su cabeza y su columna dorsal alternativa y
                         lentamente una vez hacia la izquierda, otra vez ha-
                         cia la derecha.

●

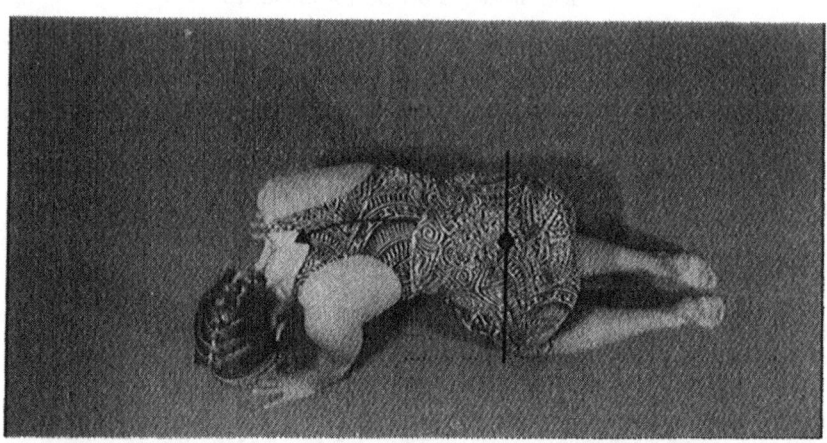

Indicaciones: La frente permanece paralela al suelo. Mantenga
                         sus caderas inmóviles y horizontales.

Ejercicio: Describa pequeños círculos con su tórax y cabeza,
                         hacia adelante, atrás y lateralmente.

Indicaciones: Al girar hacia adelante y hacia atrás, la cabeza dirige
                         el movimiento, no mover hacia la nuca. El movimien-
                         to sólo transcurre en la parte superior del tronco.

Tronco arqueado

Posición inicial: En cuadrupedia.

Ejercicio: Tensar la musculatura del abdomen y nalgas, bajar la barbilla hacia el pecho y levantar la columna hasta conseguir arquear el tronco.

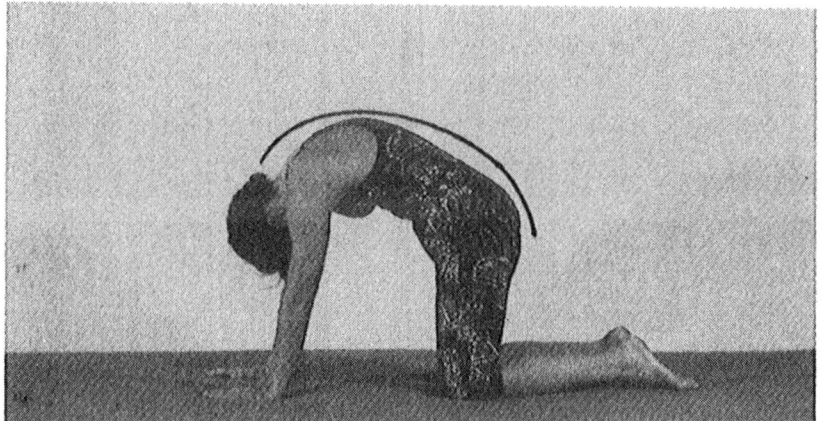

Indicaciones: Apretar las nalgas fuertemente y separar el tronco de los hombros.

Efectos: Movilización de toda la columna vertebral.

Cambiando la posición de los brazos puede influirse sistemáticamente sobre los diferentes segmentos de la columna.

Variación 1:	Tronco arqueado con manos colocadas oblicuamente al frente.
Efecto:	Principalmente, movilización de la columna dorsal.
Variación 2:	Tronco arqueado con brazos retirados, rodillas y puños se tocan.
Efecto:	Principalmente, movilización de la columna cervical y lumbar.
Variación 3:	Tronco arqueado con brazos en ángulo, manos planas sobre el suelo.
Efecto:	Principalmente, movilización de la columna lumbar.

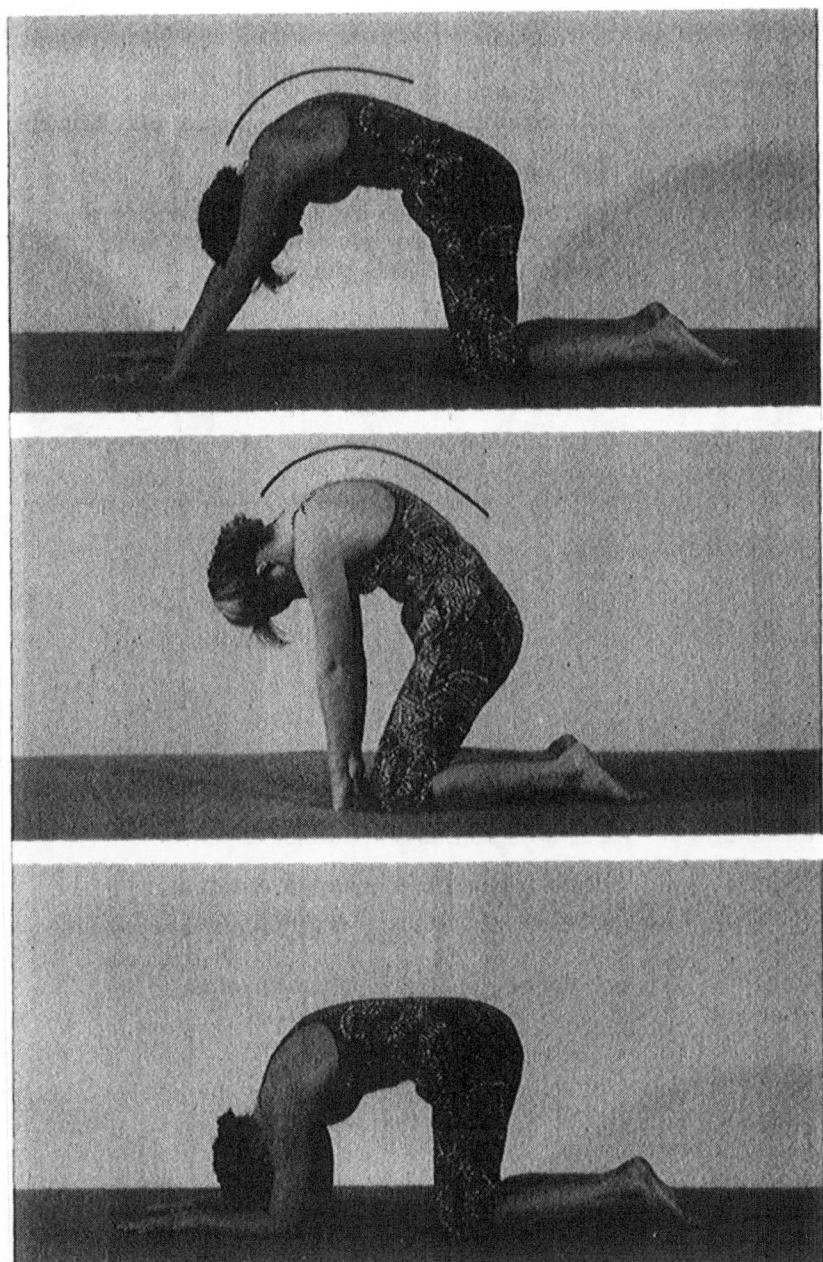

Gran arco

Posición inicial: En cuadrupedia.

Ejercicio: Extienda su cadera izquierda en dirección al hombro izquierdo, e incline al mismo tiempo la cabeza hacia el lado izquierdo.

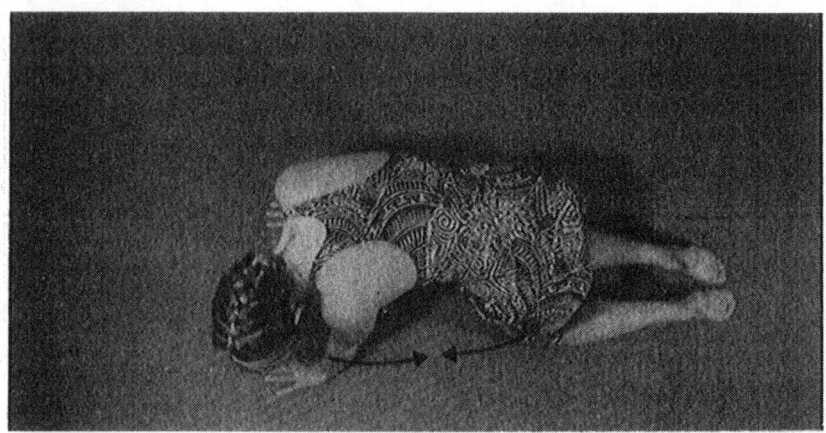

Indicaciones: La frente permanece paralela al suelo.

Efectos: Movilización de la columna vertebral.

Gran arco ampliado

Posición inicial: En cuadrupedia, la pierna derecha está extendida y el dorso de pie colocado encima de la pantorrilla de la pierna izquierda.

Ejercicio: La cabeza y el tronco se inclinan ahora hacia la izquierda.

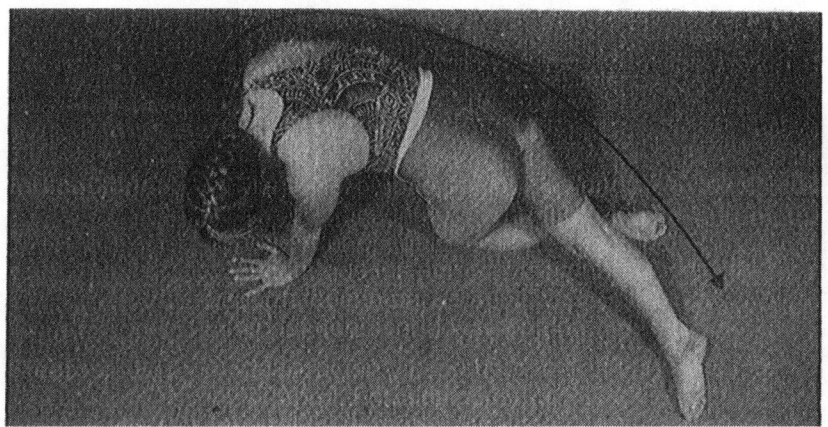

Efectos: Movilización de la columna vertebral. Estiramiento de la musculatura lateral del tronco.

Reforzamiento de "gran arco ampliado"

Posición inicial: Como en el ejercicio "gran arco ampliado".

Ejercicio: Al mismo tiempo que la pierna derecha, se extiende el brazo derecho como continuación del tronco, y es llevado hacia la izquierda por encima de la cabeza formando un arco. La cabeza está inclinada hacia el lado izquierdo, el brazo izquierdo permanece vertical, y la mano se encuentra exactamente debajo de la cabeza.

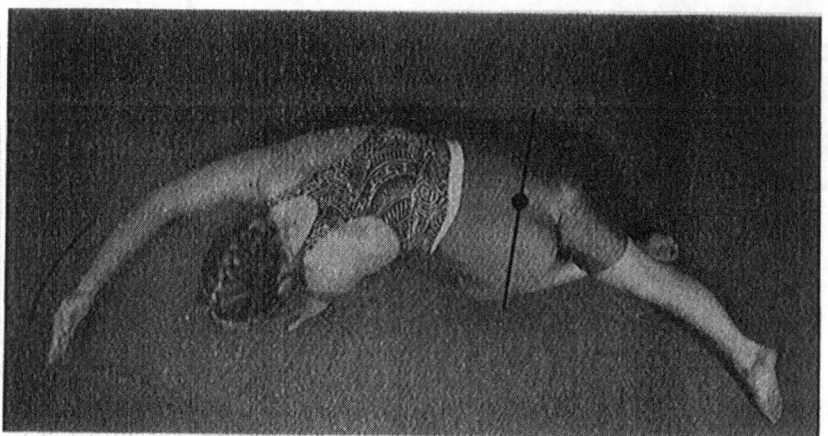

Indicaciones: Levantar el brazo derecho a la altura de la cabeza. Mantener horizontal el eje de los hombros. El cuerpo describe un gran arco desde la punta del pie derecho hasta la punta de la mano derecha (como si fuera un arco iris).

Efectos: Movilización de la columna. Aumento del estiramiento de la musculatura lateral del tronco.

Variación

Posición inicial: Como en el ejercicio "gran arco ampliado".

Ejercicio: El brazo derecho es llevado recto hacia adelante, mientras que el brazo izquierdo reposa sobre la palma de la mano, formando un ángulo, a la altura del hombro. El tronco se inclina en esta posición ligeramente hacia la derecha.

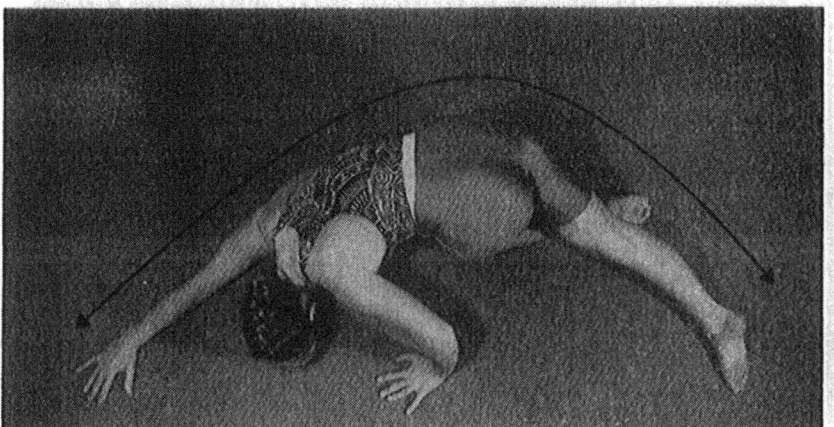

Indicaciones: Al inclinarse lateralmente, debe incluirse también la cabeza, la frente permanece paralela al suelo. Mantener el brazo derecho extendido, no apoyar el antebrazo. Girando ligeramente las caderas puede reforzarse el estiramiento.

Efectos: Movilización de la columna vertebral. Aumento del estiramiento de la musculatura lateral del tronco y del tórax.

Posición inicial: En cuadrupedia.

Ejercicio: Apoye las manos y el dorso de los pies
                        fuertemente sobre el suelo. Todo el cuerpo debería
                        estar entonces en tensión. Imagínese que tiran al
                        mismo tiempo de sus nalgas y su cabeza. Mientras
                        su columna vertebral se estira, las rodillas se
                        levantan ligeramente del suelo.

■

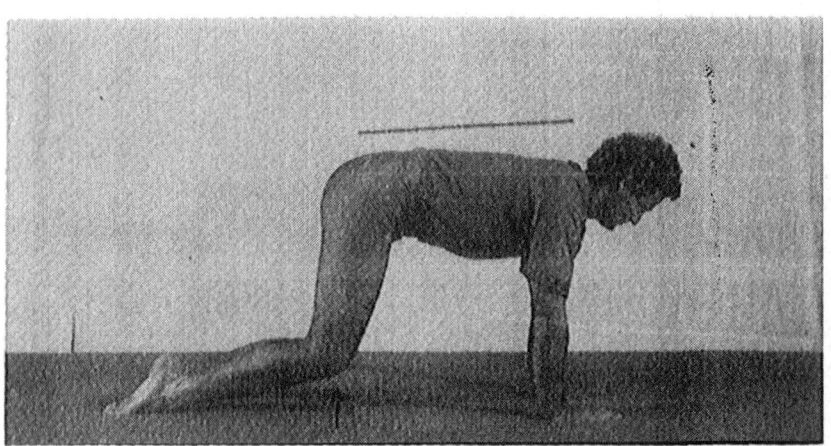

Indicaciones: La cabeza permanece paralela al suelo, la nuca se
                        estira hacia afuera. Tensar la musculatura del
                        abdomen y nalgas para evitar que la espalda se
                        hiperextienda.

Efectos: Fortalecimiento general.

Posición inicial: En cuadrupedia.

Ejercicio: Se separa una pierna del suelo y se extiende lentamente hacia atrás como continuación del tronco, empujando con el talón. Mantener esta posición durante unos 7 a 10 segundos.

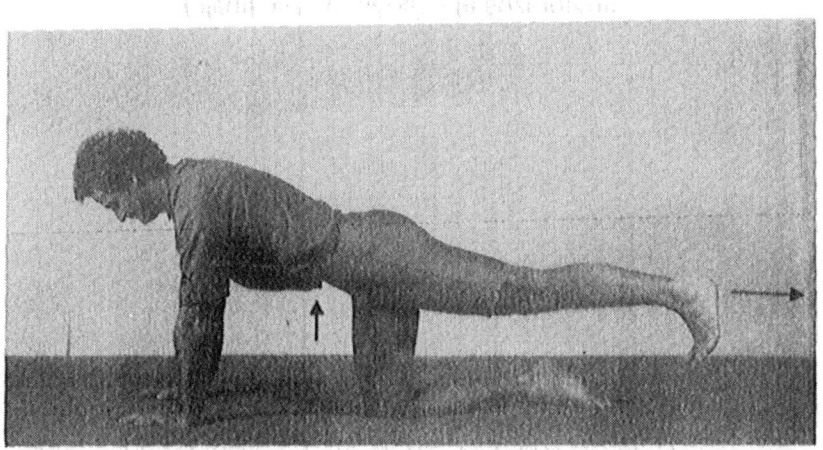

Indicaciones: No abrir la cadera correspondiente. Levantar la pierna hasta que esté horizontal al máximo. No permitir que la espalda se hiperextienda, es decir, tensar la musculatura del abdomen y nalgas.

Efectos: Fortalecimiento de la musculatura inferior de la espalda. Fortalecimiento de la musculatura glútea y de la parte posterior del muslo.

Variación 1:   La pierna extendida se mueve ligeramente hacia arriba y abajo, no sobrepasando la horizontal.

Variación 2:   La pierna extendida es llevada ligeramente hacia un lado y después acercada de nuevo al cuerpo, manteniendo el empuje del talón.

Variación 3:   La pierna extendida describe lentamente pequeños círculos, hacia adentro y afuera. Los dedos de los pies miran continuamente hacia el suelo.

Variación 4:   La pierna levantada es flexionada lentamente y
                   extendida de nuevo.

Indicaciones: La realización del movimiento es lenta y
                   controlada. La pelvis permanece inmóvil y
                   horizontal. No situar la espalda cóncava, es decir,
                   tensar la musculatura del abdomen y glúteos. La
                   totalidad del ejercicio también puede llevarse a
                   cabo en la posición inicial "de cuadrúpedias con
                   antebrazos apoyados" (véase abajo).

Posición inicial: En cuadrupedia.

Ejercicio: Acercar la punta de la nariz y la rodilla derecha levantada al máximo debajo del tronco encorvado. Los brazos permanecen extendidos. Seguidamente incorporar el tronco y extender al máximo la pierna derecha como continuación del tronco (máximo hasta llegar a la horizontal), empujando con el talón.

■ ●

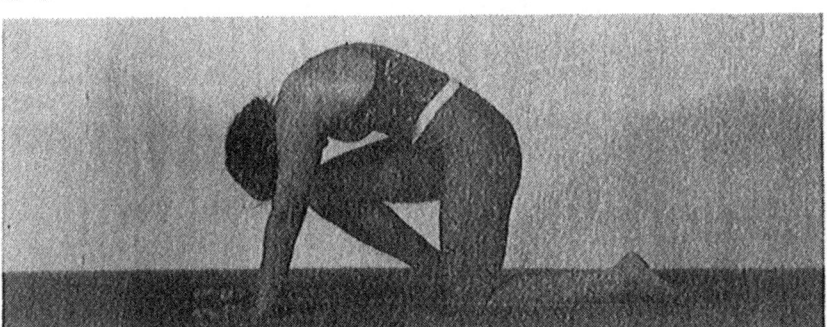

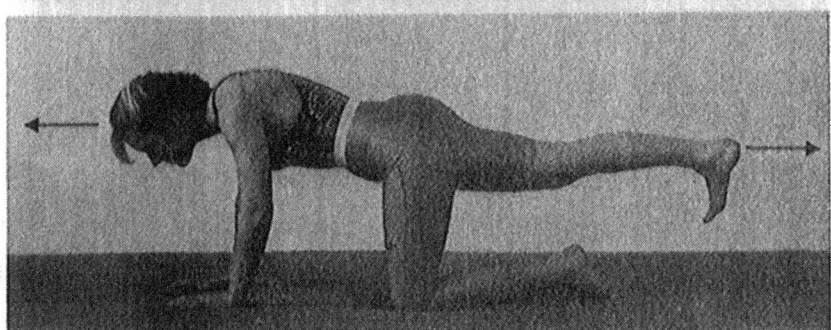

Indicaciones: Realización lenta y controlada del movimiento. Mantener ambas posiciones unos 7 ó 10 segundos. En la extensión, mantener los hombros, la pelvis y la cabeza paralelos al suelo, no permitir que la espalda se hiperextienda.

Efectos: Movilización de la columna. Fortalecimiento de la musculatura de la espalda y glútea.

Posición inicial: En cuadrupedia.

Ejercicio: Acercar el codo izquierdo y la rodilla derecha levantada debajo del cuerpo encorvado, barbilla hacia el pecho, manteniendo el brazo derecho extendido. A continuación, incorporar el tronco de nuevo y estirar el brazo izquierdo y la pierna derecha como continuación del tronco (máximo hasta alcanzar la horizontal), levantar los dedos de las manos y los pies. Imagínese que alguien tira al mismo tiempo de su mano y de su pie.

● ■

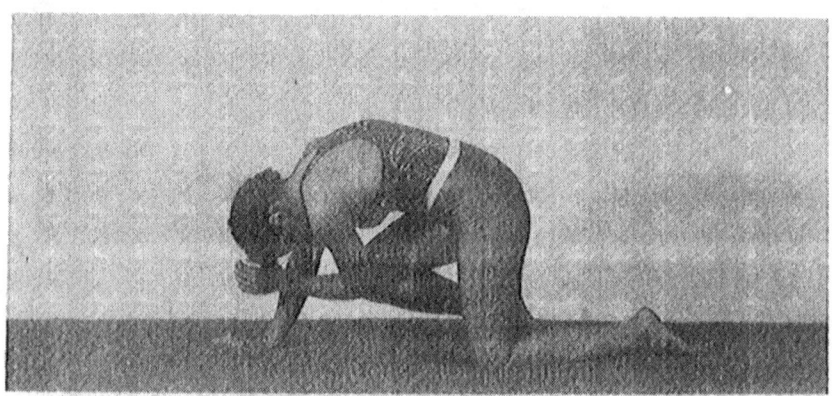

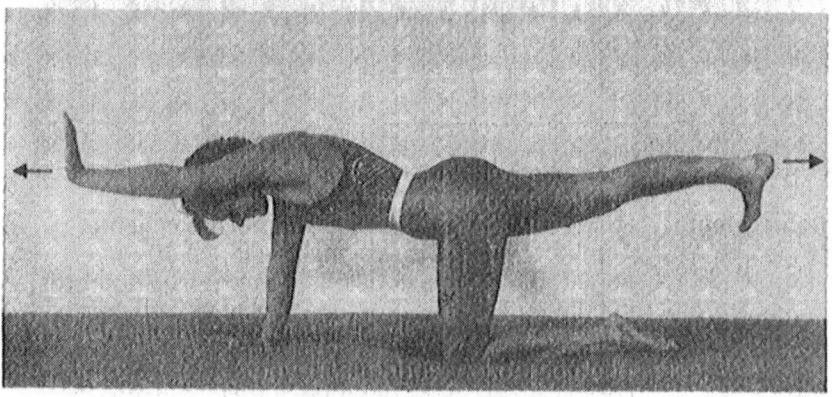

Indicaciones: Mantener ambas posiciones unos 7 a 10 segundos. Realización lenta y controlada del movimiento para no perder el equilibrio. En la extensión tener en cuenta que los hombros, la cabeza y las caderas permanecen paralelos al suelo, no hiperextendiendo la espalda.

Efectos: Movilización y estiramiento de la columna vertebral. Fortalecimiento de la musculatura de espalda, hombros y nalgas.

Variación: Cuando acerque el codo y la rodilla, puede rodear la rodilla derecha con la mano izquierda y así acercarla activamente hacia la punta de la nariz.

Flexión sencilla

Posición inicial: En cuadrupedia. Apoyar las manos a una distancia
del cuerpo de 10 a 15 cm.

Ejercicio: Flexionar los brazos lentamente, los codos miran
hacia afuera. Al mismo tiempo bajar el cuerpo
lentamente.

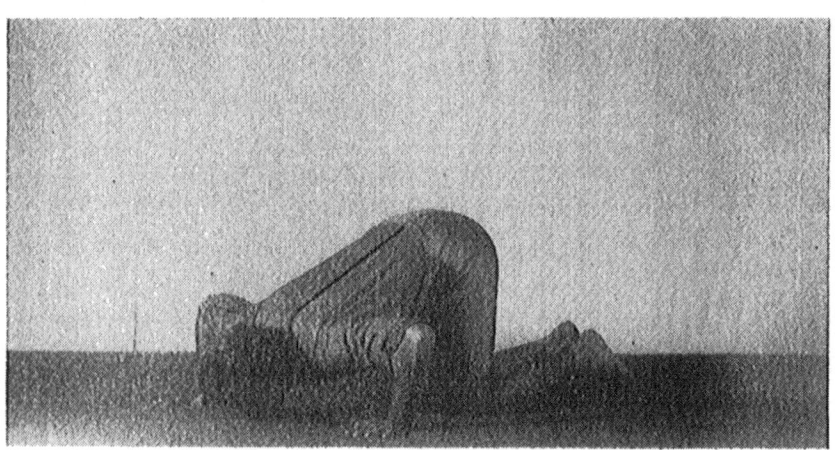

Indicaciones: Tensar fuertemente la musculatura del abdomen y
glútea. No permitir que la espalda se vuelva
cóncava. Al levantarse, hacer que los brazos
realicen el esfuerzo al mismo tiempo. La cabeza
permanece como continuación del tronco. Vigilar la
respiración: Inspirar, bajar el cuerpo; espirar e
incorporarse de nuevo.

Efectos: Fortalecimiento de la musculatura de brazos y
hombros. Estiramiento de la musculatura del tórax.

Variación: Cuando se ha adquirido la posición de flexión, se
separa una mano del suelo, se levanta el codo y se
mantiene así unos segundos.

Indicaciones:	Tirar del omóplato del brazo extendido en dirección a la columna.
Efectos:	Aumento del fortalecimiento de la musculatura de los omóplatos. Reforzamiento del estiramiento de la musculatura del tórax.

Posición inicial:	En cuadrupedia. Dejar que la cabeza y los hombros cuelguen relajadamente, apoyarse sólo con un brazo.
Ejercicio:	Describa círculos con el hombro del brazo que cuelga relajado debajo del cuerpo, hacia adelante y hacia atrás.

●

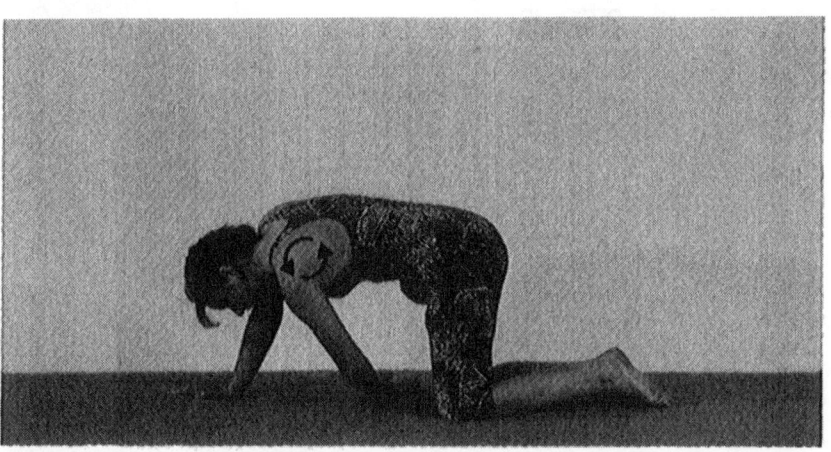

Efectos:	Movilización de la articulación del hombro. Relajación de la musculatura de cuello y omóplato.
Variación:	Primero tire fuertemente del omóplato hacia la columna. A continuación, deje que el brazo caiga relajadamente.

Aspirador

Posición inicial: En cuadrupedia.

Ejercicio: Dejar que la espalda se haga redonda, inclinar la
                        barbilla hacia el pecho y sentarse hacia atrás en
                        dirección a los talones. Seguidamente flexionar los
                        codos para que miren hacia afuera. Llevar la
                        cabeza a ras de suelo hacia adelante, con lo cual la
                        espalda se estira, y levantar las nalgas. Cuando el
                        eje de los hombros se encuentre a la altura de las
                        manos, se encoge de nuevo la cabeza. Los brazos
                        presionan la espalda, de nuevo redonda, hacia
                        arriba, y el ejercicio puede empezar desde el
                        principio.

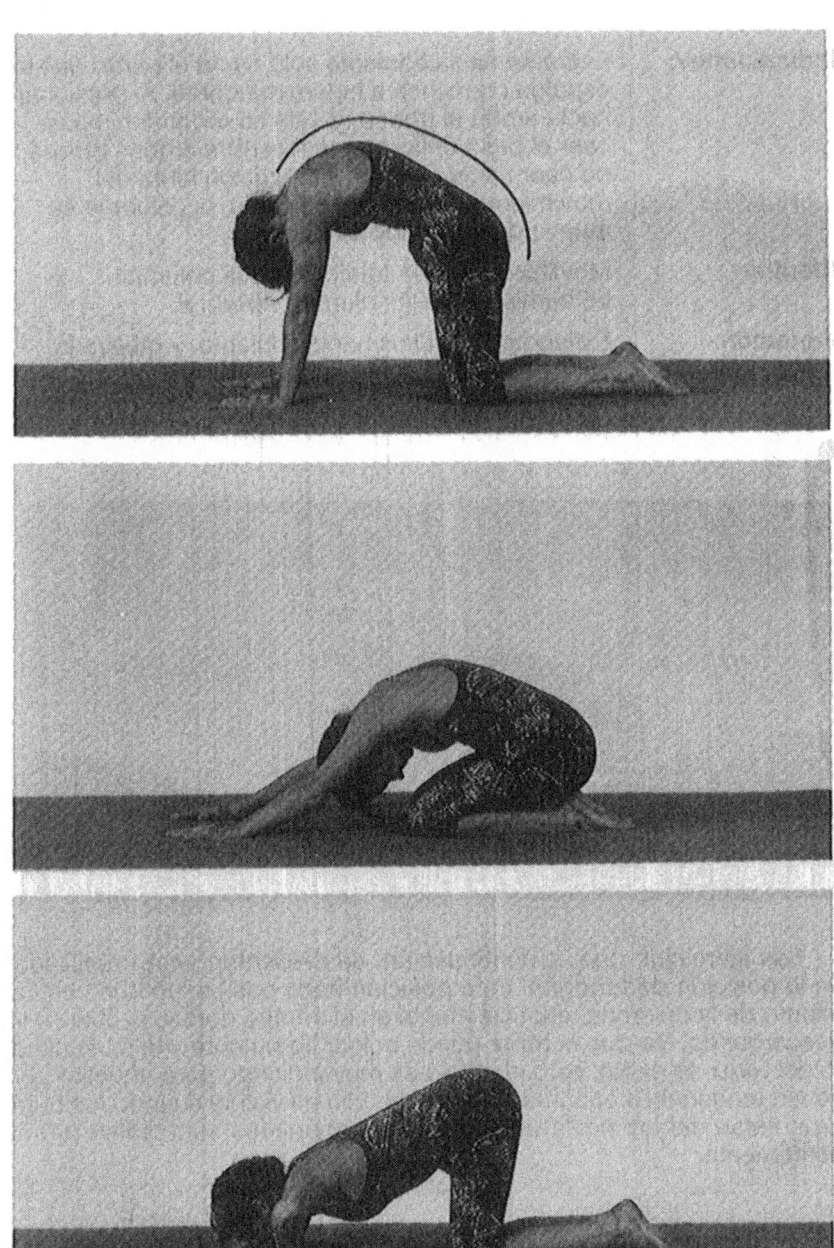

Indicaciones: Estirarse hacia adelante sólo hasta el punto que la espalda comience a hiperextenderse. Al presionar hacia arriba el tronco, y éste se redondee, hacer caer el peso uniformemente sobre ambos brazos, no caer hacia un lado. Realización lenta del movimiento. Durante el ejercicio, la columna se mueve describiendo círculos.

Efectos: Movilización de la totalidad de la columna. Estiramiento de la columna vertebral.

Variación: Extienda los brazos hacia adelante, y mueva la cabeza a ras de suelo hacia arriba y abajo describiendo círculos.

●

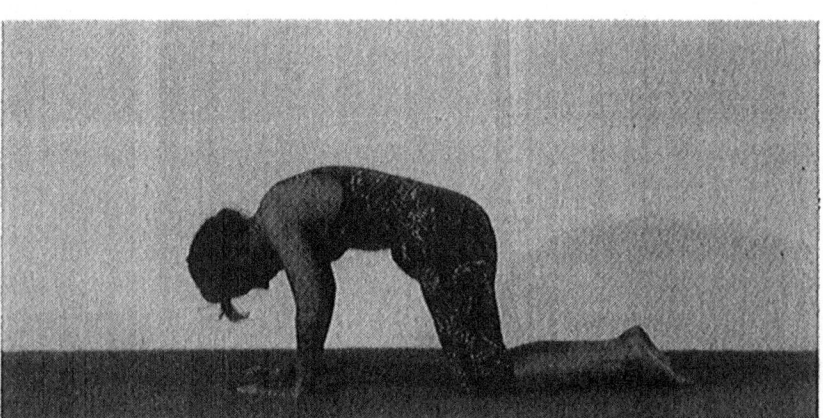

Los ejercicios que, a continuación, se presentan serán realizados en la posición de tobogán. Esta posición hace posible un buen estiramiento de la columna, especialmente en el ámbito dorsal, el cual se va descargando. Ya que el tórax puede colgar libremente y la musculatura del tórax se estira; este ejercicio es muy indicado para aquellos que tienen tendencia a encorvar la espalda. Ello es visible cuando los hombros están caídos hacia adelante y los omóplatos sobresalen prominentemente.

Adopción de la posición de tobogán

Posición inicial: En cuadrupedia.

Ejercicio: Los brazos están separados a la altura de los hombros, las manos se deslizan hacia adelante hasta el punto de que el tórax toca casi el suelo. Los muslos están prácticamente verticales, la parte inferior de las piernas y los pies se mantienen fuertemente en contacto con el suelo. Cuando haya mantenido esta posición durante unos 10 segundos, permita que su espalda se redondee tensando el abdomen y las nalgas y vuelva lentamente a la posición inicial.

▲

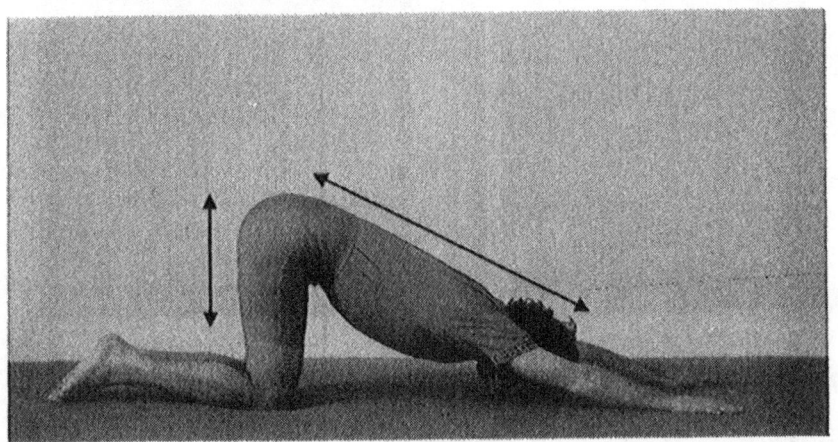

Indicaciones: No apoyar los codos. No hiperextender la espalda. La cabeza se estira como continuación de la columna. Tener un cojín debajo de la parte inferior de la pierna o de las rodillas hace el ejercicio más cómodo.

Efectos: Estiramiento de la columna, principalmente de la dorsal. Estiramiento de la musculatura del tórax.

Posición inicial:	De tobogán.
Ejercicio:	Desde esta postura deslice cada vez un brazo más hacia adelante.
Indicaciones:	Mantener la tensión en el abdomen y las nalgas, no situar la espalda cóncava.
Efectos:	Aumento del estiramiento de la musculatura del tórax.
Variación:	Extienda el brazo derecho hacia adelante y al mismo tiempo la pierna derecha hacia atrás.

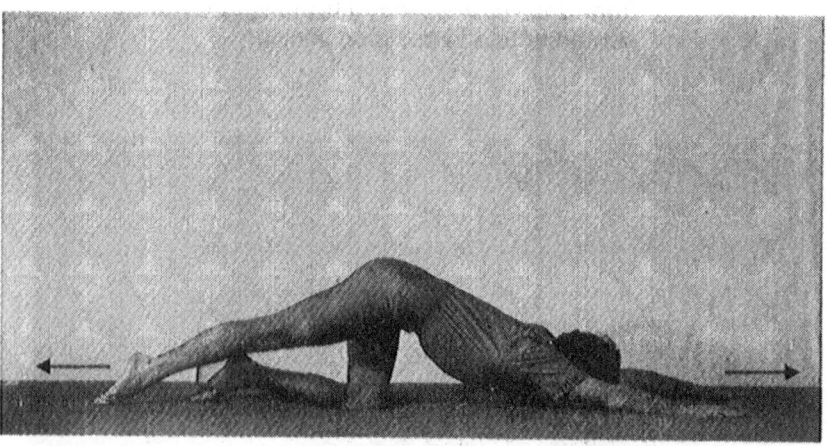

Indicaciones:	Imagínese que alguien quisiera separarlo de forma simétrica. Mantener la pelvis horizontal, no abrirla.
Efecto:	Extensión de la columna vertebral.

Posición inicial: De tobogán.

Ejercicio: En esta posición empujar el tronco a un lado, inclinar la cabeza ligeramente en sentido contrario.

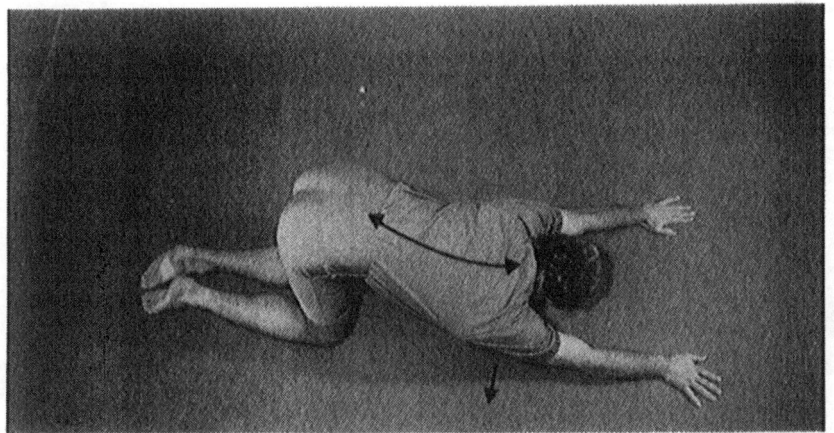

Indicaciones: Desde la cabeza a las nalgas, la columna parece un arco. Los hombros y las caderas permanecen horizontales.

Efectos: Extensión de la musculatura lateral del tronco. Movilización y estiramiento de la columna vertebral.

| Variación 1: | Desde la posición de tobogán, las manos se trasladan al mismo tiempo hacia un lado, con lo cual toda la columna se inclina como un arco. |
| Variación 2: | Como refuerzo se empuja la pierna del lado extendido hacia atrás como continuación del tronco. |

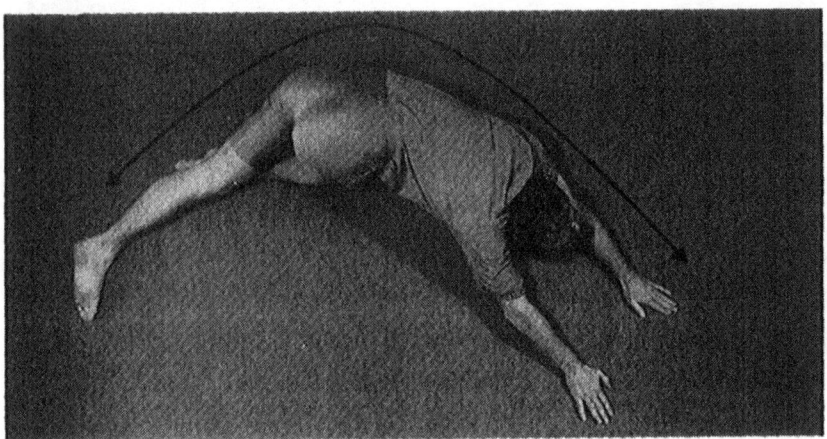

| Indicaciones: | Incluir la cabeza en el movimiento lateral. La mirada permanece dirigida hacia el suelo. Mantener los hombros y la pelvis horizontales, no girar hacia un lado. |
| Efectos: | Extensión de la musculatura lateral del tronco y la del pecho. Movilización y estiramiento de la columna. |

Ejercicio de giro

Posición inicial: De tobogán, un brazo está extendido lateralmente sobre el suelo como continuación del eje del hombro.

Ejercicio: Levantar el brazo extendido lateralmente. La mirada sigue el movimiento del brazo.

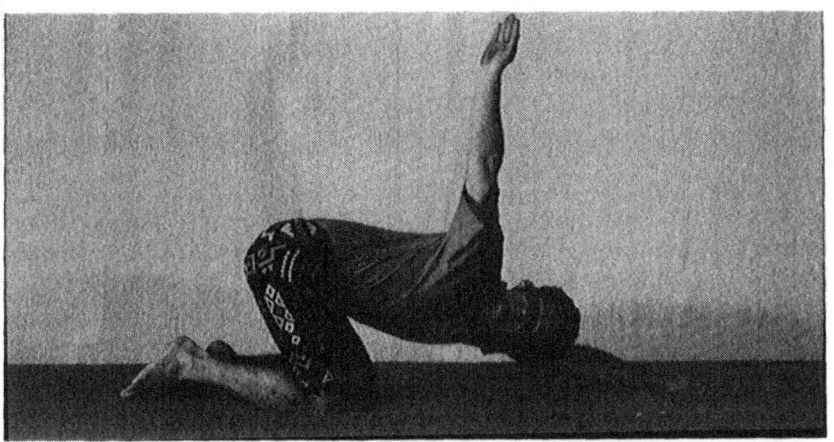

Indicaciones: Mantener el tórax muy cerca del suelo.

Efectos: Movilización de la columna. Extensión de la musculatura lateral del tronco y del tórax.

EJERCICIOS EN POSICIÓN ENCOGIDA

Arrodíllese. El cuerpo descansa sobre los muslos ligeramente separados y sobre los pies. Las nalgas son empujadas hacia los talones, el tronco se inclina hacia adelante hasta el punto que la frente toque el suelo, los brazos están extendidos hacia atrás al lado del cuerpo.

Los brazos también pueden estar extendidos hacia adelante o cruzados debajo de la cabeza.

Si tiene problemas con las rodillas o los pies, coloque un pequeño cojín debajo de las zonas de dolor. Es también muy cómodo colocar un cojín entre la pantorrilla y el muslo.

Desde esta posición puede mover el tronco y los brazos, con lo cual se fortalece principalmente la musculatura de espalda en la región de los hombros y de la columna dorsal.

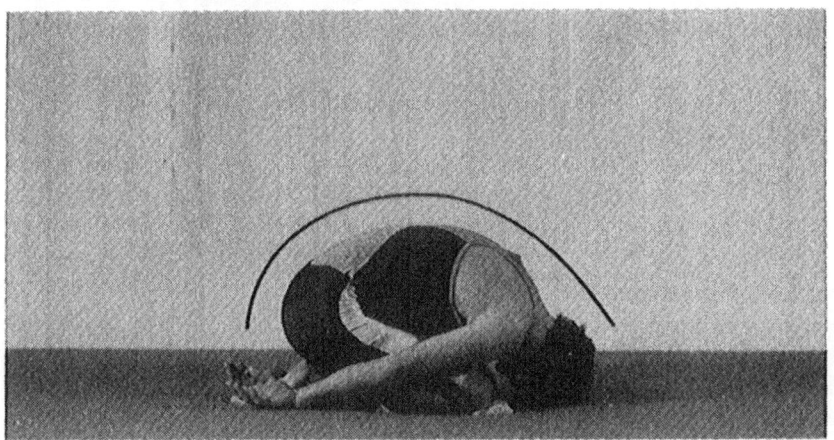

Durante la realización de los ejercicios tenga en cuenta los siguientes aspectos:

Realice los ejercicios lenta y controladamente.

Mantenga la posición de ejercicios durante unos 7 a 10 segundos.

Respire tranquila y acompasadamente.

Posición inicial: Encogido, los brazos están extendidos hacia atrás
al lado del cuerpo.

Ejercicio: Levantar el tronco y la cabeza, los brazos hacia
atrás, estirar la espalda, tirar de los omóplatos
hacia la columna.

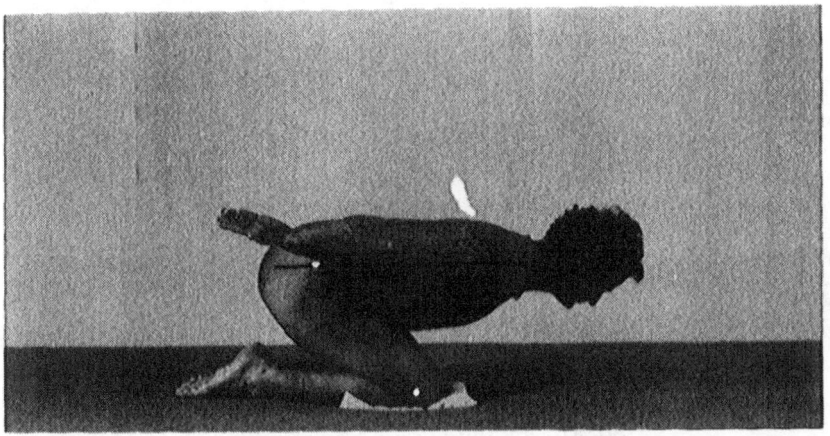

Indicaciones: Colocar el tronco y la cabeza paralelos al suelo.

Efectos: Fortalecimiento de la musculatura de espalda y
omóplatos.

Variación 1:   Si ya se tiene la posición de ejercicio, incline el tronco alternativamente hacia el lado derecho e izquierdo, manteniéndolo bajo.

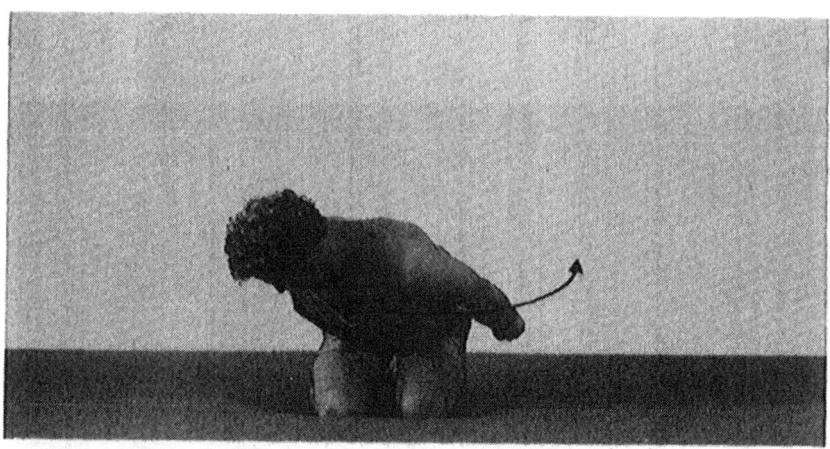

Indicaciones: El tronco y la cabeza permanecen paralelos al suelo. Dejar las nalgas encima de los talones.

Efectos: Fortalecimiento de la musculatura de la espalda. Movilización de la columna.

Variación 2:   Si se tiene la posición de ejercicio, gire el tronco y la cabeza alternativamente hacia la derecha y la izquierda.

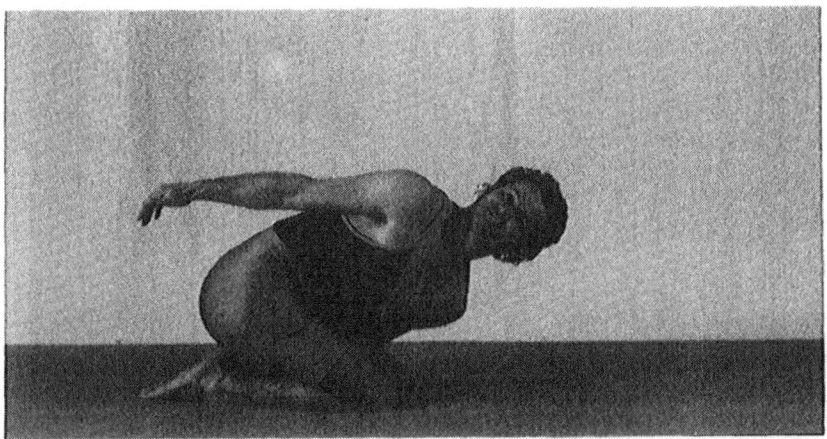

Indicaciones: Girar fuertemente hacia atrás el hombro superior correspondiente.

Efectos: Fortalecimiento de la musculatura de la espalda y de los hombros. Movilización de la columna.

Variación 3:   Si se tiene la posición de ejercicio, levante el
                     tronco hasta que aún pueda mantener el equilibrio.

■

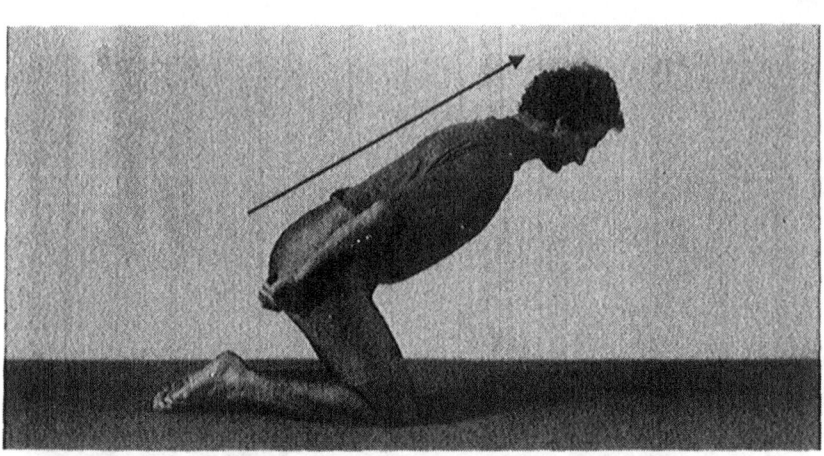

Indicaciones: Evitar la hiperextensión, por tanto tensar la
                    musculatura del abdomen y glútea.

Efectos: Fortalecimiento general del cuerpo.

Variación 3:   Alterando la posición de los brazos pueden variarse los ejercicios. Las relaciones de palanca se cambian. La realización del ejercicio se dificulta, la musculatura debe desempeñar un mayor papel de sostén. Los ejercicios en la posición encogida son realizados como se indica, pero las manos están colocadas en la nuca.

■

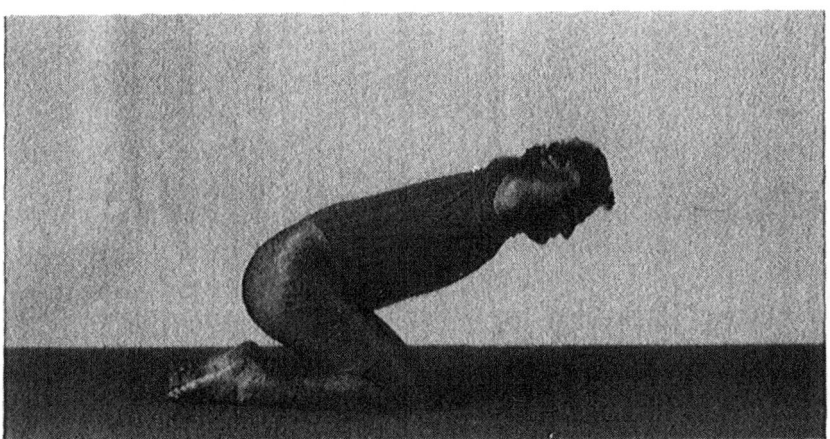

Indicaciones: Apoyar las manos en la nuca sólo de forma leve, no presionar la cabeza hacia abajo. Mantener los codos a la altura de la nuca, es decir, tirar de los omóplatos hacia la columna.

EJERCICIOS EN POSICIÓN SOBRE UNA RODILLA

Arrodíllese. En la posición sobre una rodilla es importante la estabilidad. Ésta se consigue colocando la pierna delantera lo más hacia adelante posible, de tal forma que el muslo y la pantorrilla formen un ángulo de 90°. Las caderas están levantadas, la musculatura glútea en tensión. El tronco y la cabeza permanecen levantados, los brazos cuelgan relajadamente al lado del cuerpo.

Un cojín debajo de la rodilla de apoyo supone un alivio en caso de molestias. Introducir, de vez en cuando, el cambio de pierna.

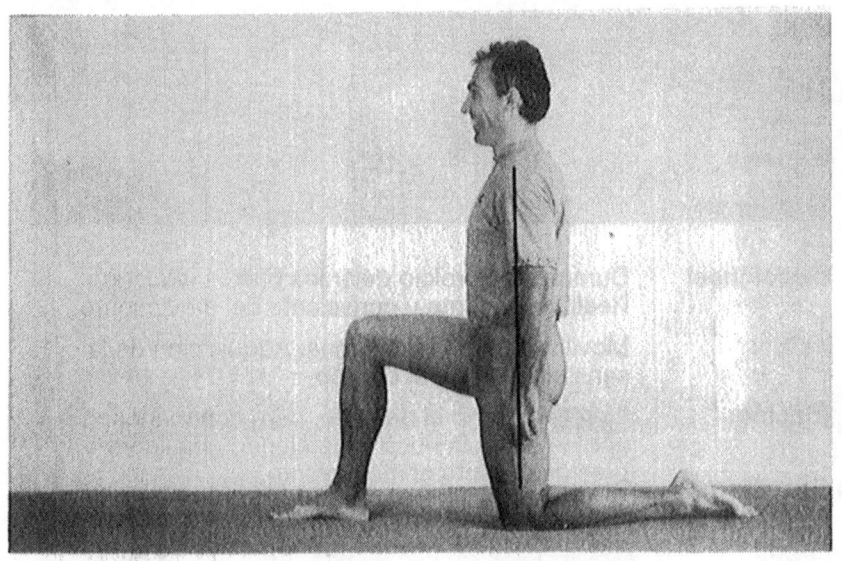

Posición inicial: Sobre una rodilla.

Ejercicio: Primeramente inclinar la cabeza hacia el pecho, entonces redondear la columna hasta que el tronco prácticamente descanse sobre el muslo, dejar caer los brazos.
Después levantar lentamente la columna, vértebra por vértebra. En primer lugar la columna lumbar, es decir, primero empujar hacia adelante las nalgas. En segundo lugar la columna dorsal y, por último, la cabeza.

●

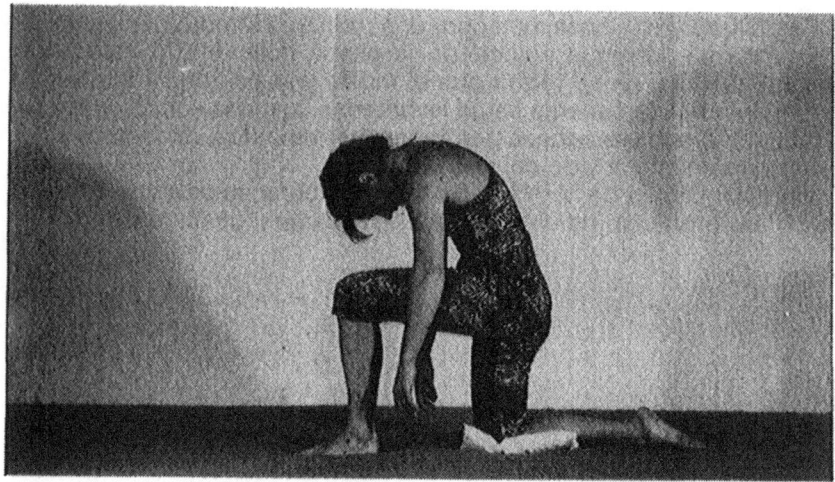

Indicaciones: Durante el ejercicio dejar los brazos relajados. Realización lenta y consciente del movimiento.

Efectos: Movilización de la columna. Adquisición de la sensibilidad con el cuerpo.

Variación: Ejercicio como el descrito, pero con manos apoyadas en la nuca y ejerciendo una ligera presión durante el movimiento.

Posición inicial: Sobre una rodilla.

Ejercicio: Brazos extendidos hacia adelante, se balancean hacia atrás y de forma lenta y relajada, alternativamente hacia los lados derecho e izquierdo del cuerpo. Los ojos siguen el movimiento.

●

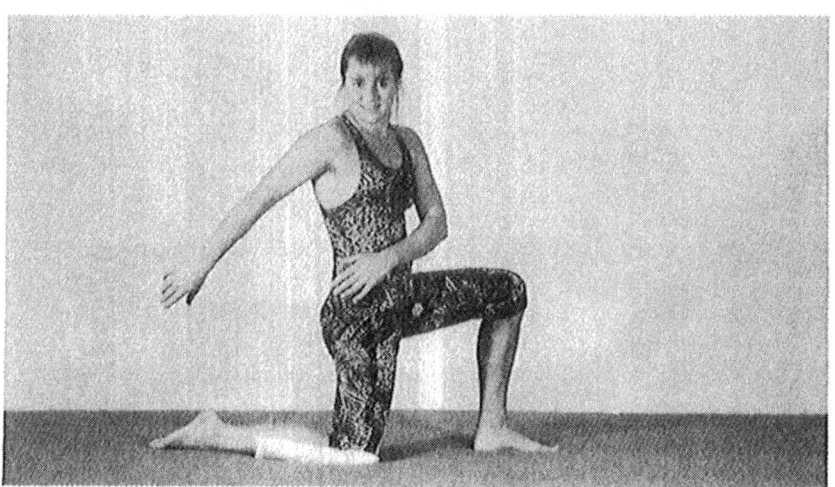

Efectos: Relajación de la musculatura de los hombros. Movilización de la columna.

Variación: Se puede ampliar el ejercicio moviendo todo el
                    cuerpo al balancear los brazos hacia atrás y
                    levantando los brazos al balancearlos hacia
                    adelante.

●

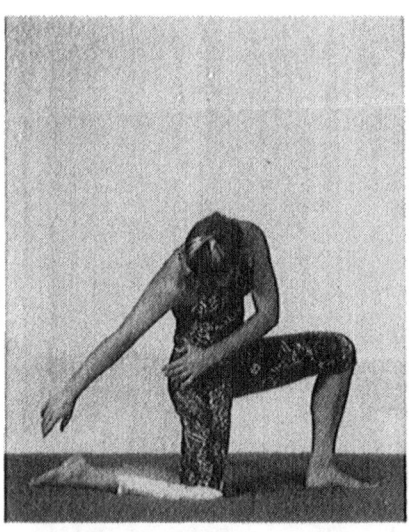 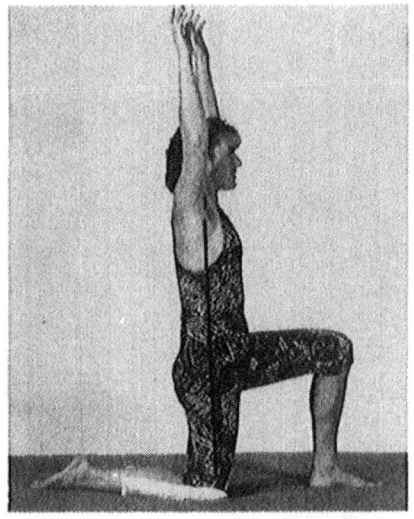

Indicaciones: Tener en cuenta la respiración. Espiración:
                    balancear los brazos hacia atrás. Inspiración:
                    Levantar el tronco y los brazos. Al balancear hacia
                    adelante, estirar la columna y la cabeza

Posición inicial: Sobre una rodilla, pierna derecha adelantada, brazo izquierdo levantado.

Ejercicio: Incline en primer lugar el tronco y la mano izquierda hacia el pie derecho. Seguidamente levante le tronco vértebra por vértebra, levantar el brazo izquierdo. Entonces gire el tronco hacia el lado izquierdo y lleve la mano izquierda hacia atrás hasta tocar el pie izquierdo. Por último, incorpórese de nuevo lentamente.

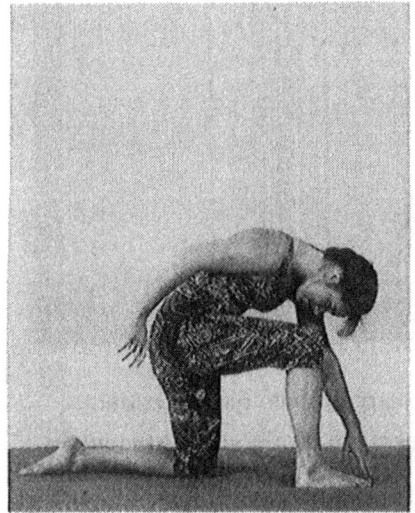
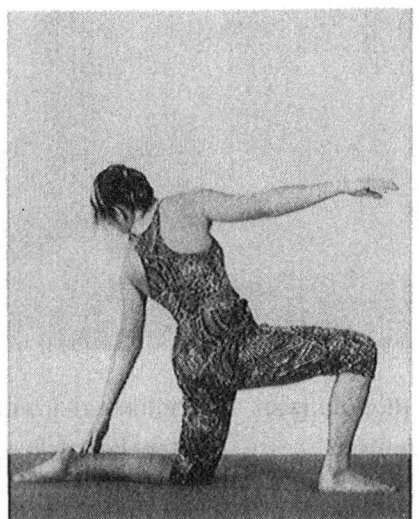

Indicaciones: Al incorporarse extender la columna, pero no situar la espalda cóncava. El brazo derecho está colgando al lado del cuerpo. Realización del movimiento controlada y consciente.

Tener en cuenta la respiración: Espirar al inclinarse hacia adelante y atrás, inspirar al incorporarse.

Efectos: Movilización de la columna vertebral.

Posición inicial: Sobre una rodilla.

Ejercicio: Empuje las caderas hacia adelante, hasta que note la extensión de la musculatura pélvica de la pierna que ha quedado atrás.

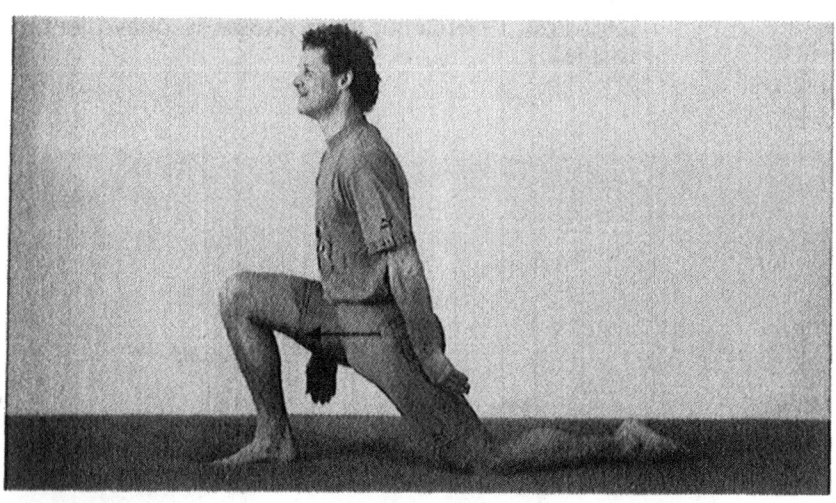

Indicaciones: Mantener el tronco erguido. No girar la cadera.

Efectos: Extensión de la musculatura anterior de la cadera.

Variación: Para reforzar la extensión se flexiona la pierna posterior, empujando el pie hacia las nalgas con ayuda de la mano.

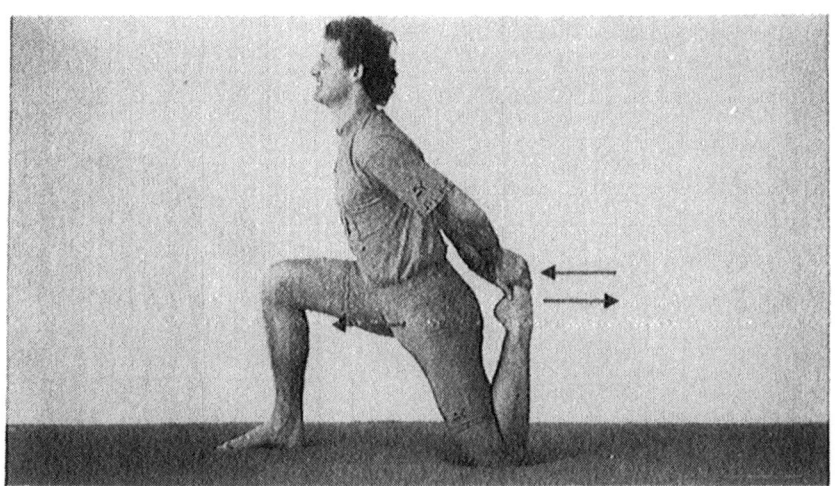

Indicaciones: Mantener el tronco erguido. Empujar la cadera hacia delante.

Efectos: Extensión de la musculatura anterior de la cadera y la del muslo.

EJERCICIOS EN POSICIÓN DE RODILLAS

En la posición de rodillas, las piernas se encuentran separadas a la altura de las caderas aproximadamente. Los muslos están verticales. Para evitar que la espalda se hiperextienda, tensar la musculatura del abdomen y glútea.

Mantener las caderas y tronco erguidos. El cuerpo forma una línea recta desde la cabeza hasta las rodillas, evitando doblar la cadera.

En caso de molestias, colocar un cojín debajo de las rodillas.

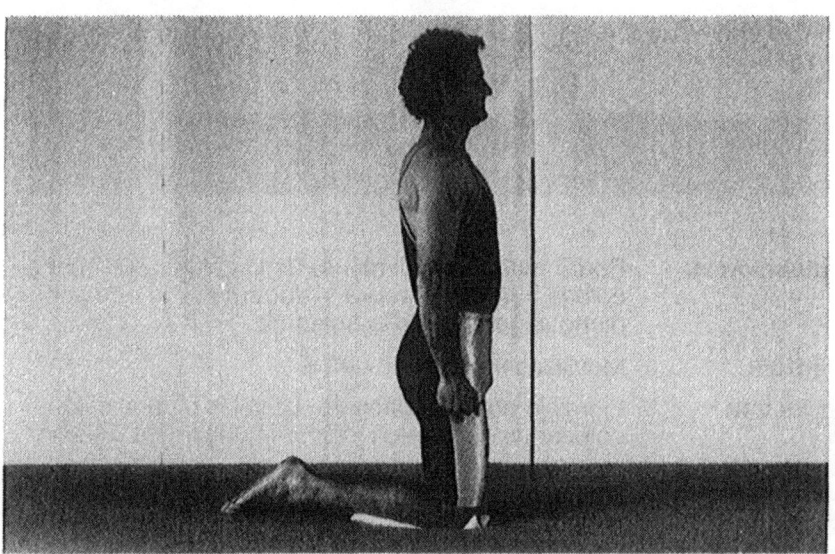

Posición inicial: De rodillas, los brazos cuelgan relajados al lado del cuerpo.

Ejercicio: Inclinar en primer lugar la barbilla hacia el pecho, permitir que la columna dorsal y lumbar se redondeen y sentarse lentamente sobre los talones. Al incorporarse, empujar primero la pelvis hacia adelante, en segundo lugar levantar la columna dorsal y por último la cabeza.

●

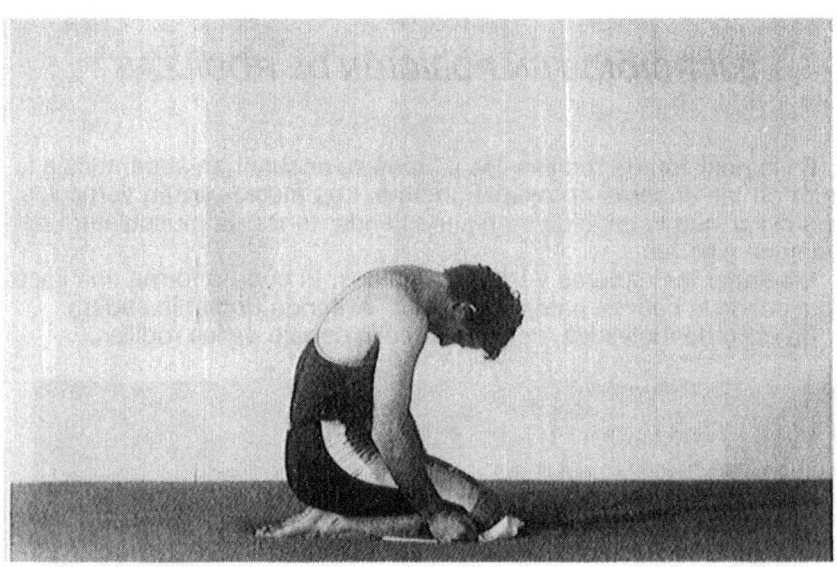

Indicaciones: Podrá notar el movimiento de la columna lumbar si coloca una mano sobre el abdomen y la otra sobre dicho segmento de la columna.

Efectos: Movilización de la columna.

Variación: Ejercicio como el descrito, pero las manos están colocadas en la nuca y ejercen una ligera presión.

Indicaciones: No levantar los hombros. Mantener los codos separados.

Posición inicial: De rodillas, brazos cuelgan al lado del cuerpo.

Ejercicio: Incline el cuerpo recto hacia atrás, hasta que las nalgas estén por encima de los talones, y siéntese entonces lentamente manteniendo la espalda recta. Al incorporarse, empuje la pelvis hacia adelante para así conseguir que el tronco vuelva a estar recto.

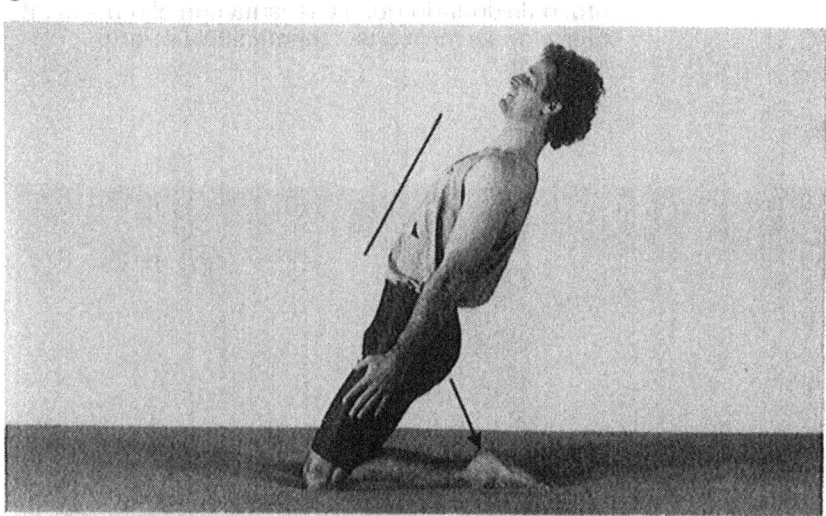

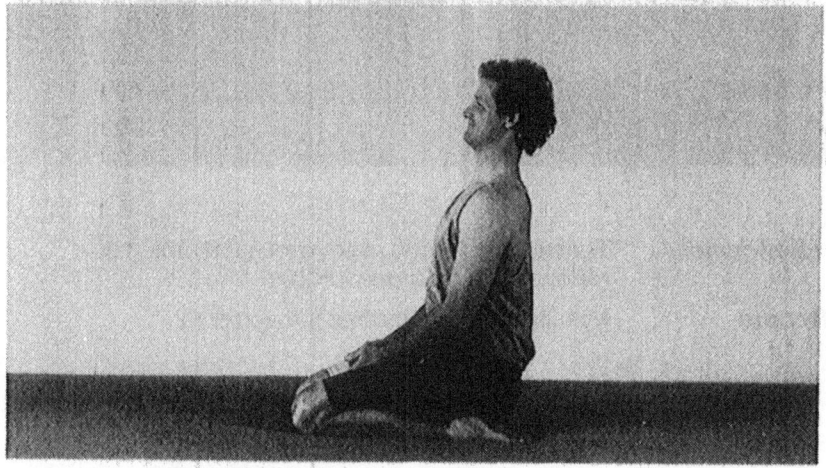

Indicaciones: Mantener todo el cuerpo en tensión al sentarse y
                      levantarse, no situar la espalda cóncava.

Efectos: Movilización de la columna lumbar.

Posición inicial: De rodillas, manos en la parte posterior de la
                      cabeza.

Ejercicio: Rodar la columna cervical y la dorsal una tras otra
                      hacia un lado, y mirar hacia atrás por debajo del
                      brazo flexionado que se levanta con el movimiento.
                      El tronco se inclina levemente hacia el lado
                      contrario.

●

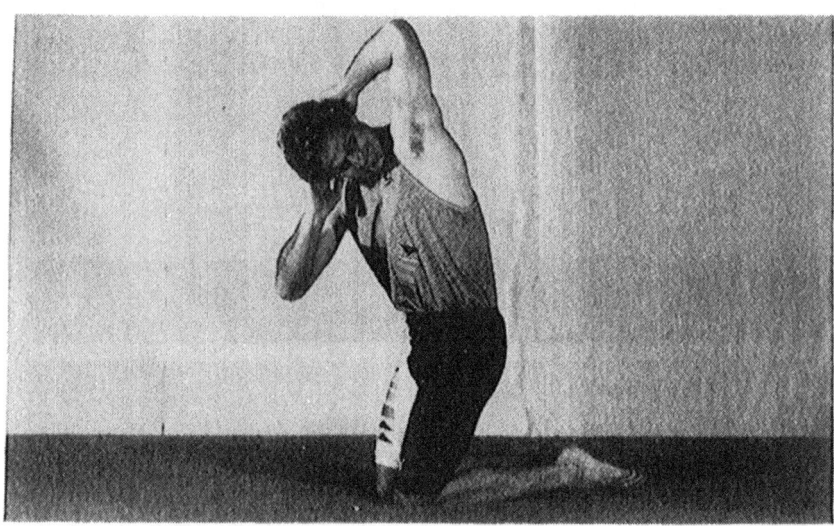

Indicaciones: Tensar los glúteos, para que así también se
                      redondee la columna lumbar.

Efectos: Movilización de la columna vertebral.

POSICIÓN SENTADO CON PIERNAS EXTENDIDAS, PIERNAS ENCOGIDAS, Y PIERNAS EXTENDIDAS Y JUNTAS

La extensión de la columna es el siguiente tema que nos ocupa. La experiencia ha demostrado que la mayoría tiene dificultades para mantener una postura erguida si están sentados en el suelo con piernas extendidas y separadas, con piernas encogidas o con piernas extendidas y juntas. Como consecuencia de una falta de fuerza y de movilidad en la región de la columna lumbar y de la pelvis, esta última cae hacia atrás y la espalda se redondea.

Por esta razón, en estas posturas sentadas hay que cuidar que los movimientos fisiológicos de la columna estén preservados. Controle su postura mirándose de lado en el espejo.

La pelvis y el tórax están erguidos, la cabeza es considerada una prolongación de la columna.

En aquellos ejercicios en los que se puede elegir entre estar sentado en el suelo con las piernas juntas o separadas, es recomendable que quienes no tengan mucha práctica elijan en primer lugar el estar sentado con las piernas separadas, ya que en esta posición es más fácil levantar la pelvis.

En la posición sentado cuide de que sus piernas estén dirigidas para que de este modo también se consiga un estiramiento de la musculatura de la cara posterior de la pierna.

Quienes tengan práctica empujarán además los talones hacia afuera y presionarán las rodillas contra el suelo con el fin de aumentar el estiramiento. Durante los ejercicios coloque las manos en la parte posterior de la cabeza, no en la nuca. Controle sus hombros, que no deberán estar levantados.

Sentado con piernas separadas

Posición inicial: Sentados con piernas separadas, brazos al lado del cuerpo.

Ejercicio: Levantar los brazos lateralmente de forma lenta, con los dorsos de las manos frente a frente, y bajarlos de nuevo lentamente.

■

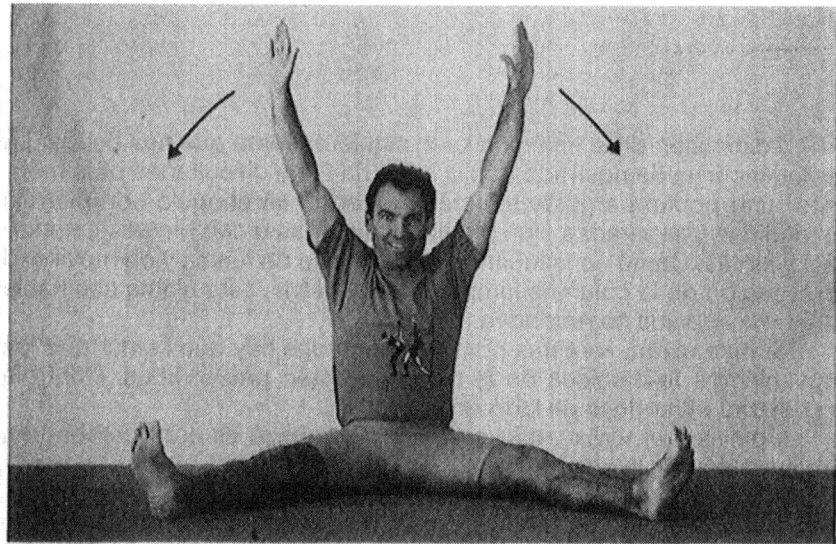

Indicaciones: Extender toda la espalda hasta la cabeza. Tener en cuenta la respiración: Inspirar: levantar los brazos. Espirar: bajar los brazos

Efectos: Estiramiento de la columna. Fortalecimiento de la musculatura de la espalda.

Posición inicial:	Sentado con piernas separadas, brazos levantados, cabeza y hombros girados hacia la derecha.
Ejercicio:	Llevar los brazos, delante o bien detrás, hacia arriba y de nuevo hacia abajo. Entonces girar los hombros hacia el lado izquierdo para cambiar de lado.

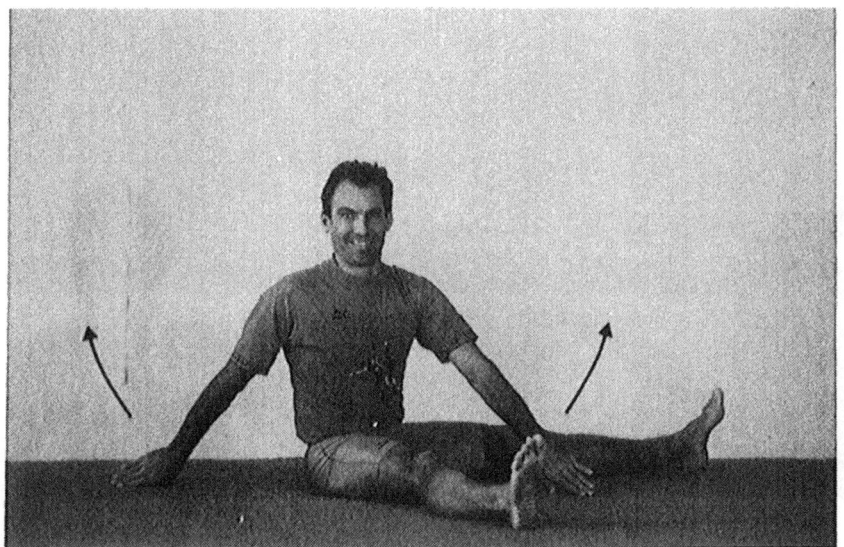

Indicaciones:	Mantener la espalda estirada. Tener en cuenta la respiración: Espirar: bajar los brazos. Inspirar: elevar los brazos.
Efectos:	Movilización de la columna vertebral. Fortalecimiento de la musculatura de los hombros.

Variación: Durante el movimiento de los brazos se mueve
                        también todo el cuerpo, es decir, al bajar los
                        brazos se redondea la espalda, la barbilla se inclina
                        hacia el pecho. Al levantar los brazos se incorporan
                        la espalda y la cabeza hasta que estén rectos.

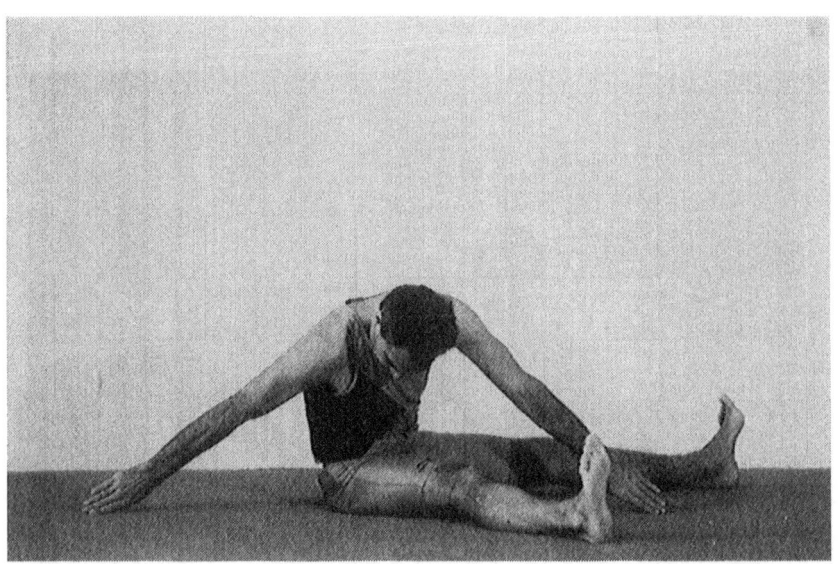

Posición inicial: Sentado con piernas separadas, manos en la parte posterior de la cabeza.

Ejercicio: Levantar la pierna izquierda flexionada y al mismo tiempo acercar el codo izquierdo a la rodilla izquierda.

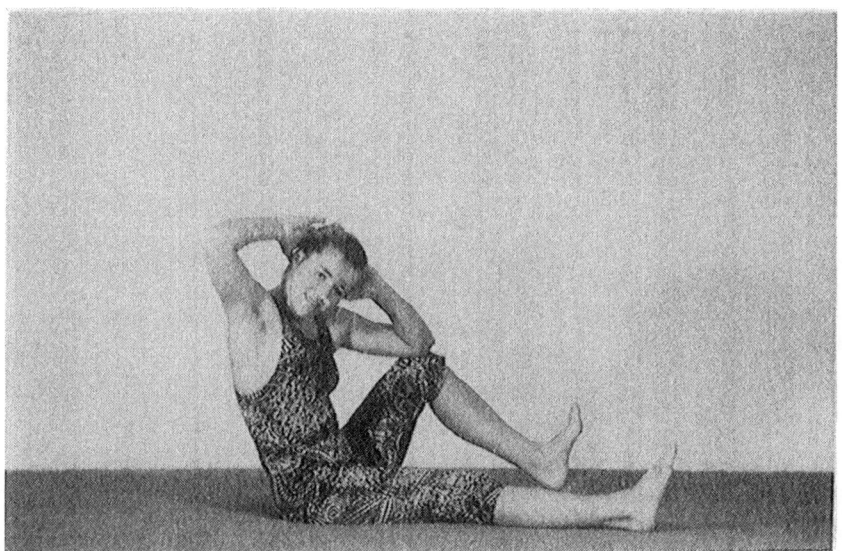

Indicaciones: Los codos permanecen separados. Tener en cuenta la respiración: Espirar: acercar codo y rodilla. Inspirar: Incorporarse de nuevo lentamente.

Efectos: Movilización y estiramiento de la columna

Posición inicial: Sentado con piernas estiradas, manos en la parte
                        posterior de la cabeza.

Ejercicio: Con un movimiento uniforme gire su tronco
                        ligeramente hacia el lado derecho e incline el codo
                        izquierdo hacia la rodilla izquierda.

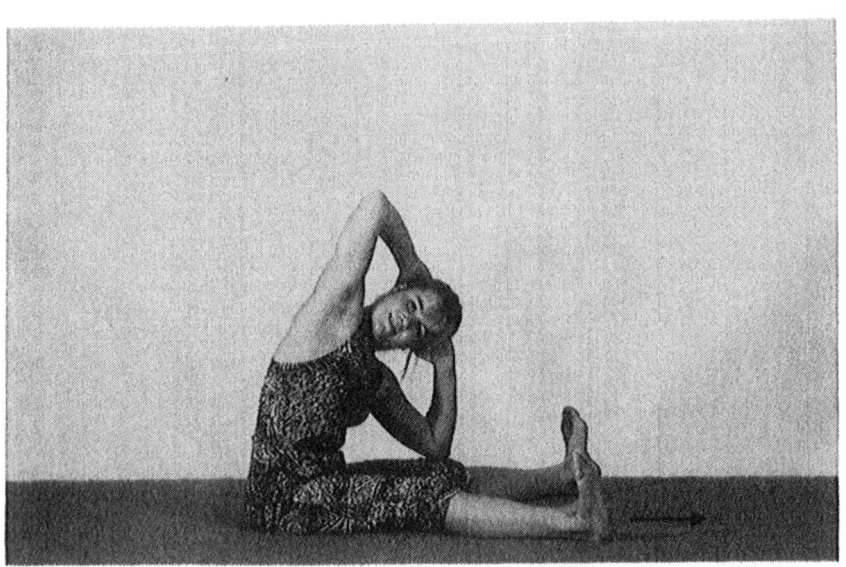

Indicaciones: Extender el codo hacia atrás.

**Para
Experimentados:** Empujar los talones hacia afuera.

Efectos: Movilización de la columna. Estiramiento de la
                        musculatura lateral del tronco.

Variación: Ejercicio como el descrito, pero con los brazos
                      levantados.

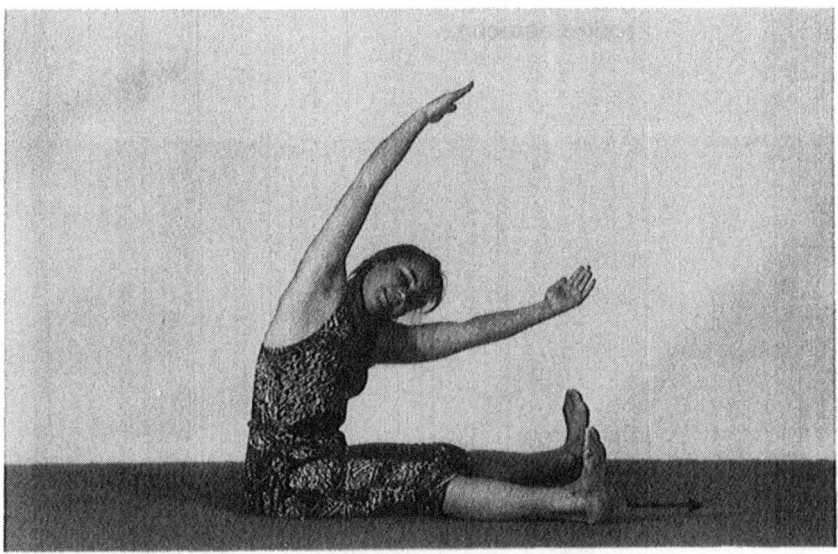

Posición inicial: Sentado con piernas estiradas, las manos en la
                      parte posterior de la cabeza.

Ejercicio: Separar del suelo la pierna derecha flexionada y
               acercar al mismo tiempo el codo izquierdo a la
               rodilla derecha.

●

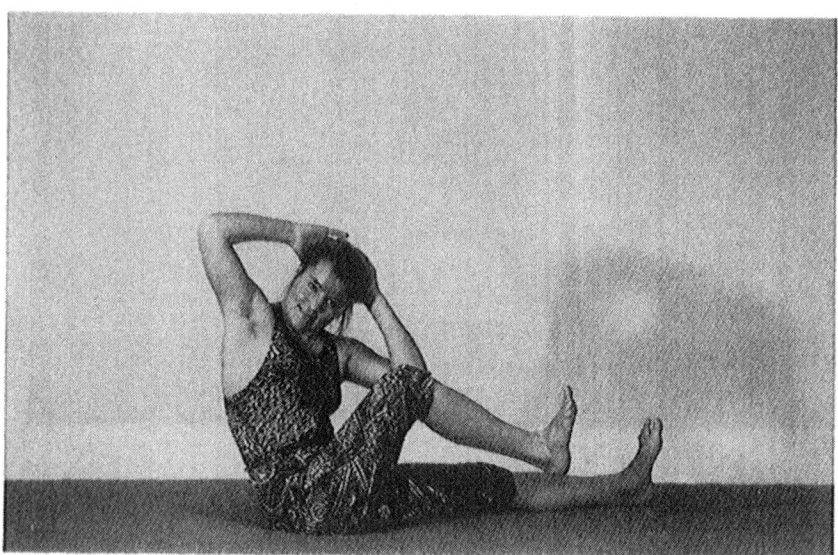

Indicaciones: En la inclinación incluir todo el cuerpo, los codos
                  permanecen separados. Tener en cuenta la
                  respiración.

Efectos: Movilización y estiramiento de la columna
             vertebral.

Variación: También se puede llevar a cabo el ejercicio si en la
posición inicial, los brazos están levantados. Al
acercar rodilla y codo, el otro brazo actúa de
prolongación del tronco.

●

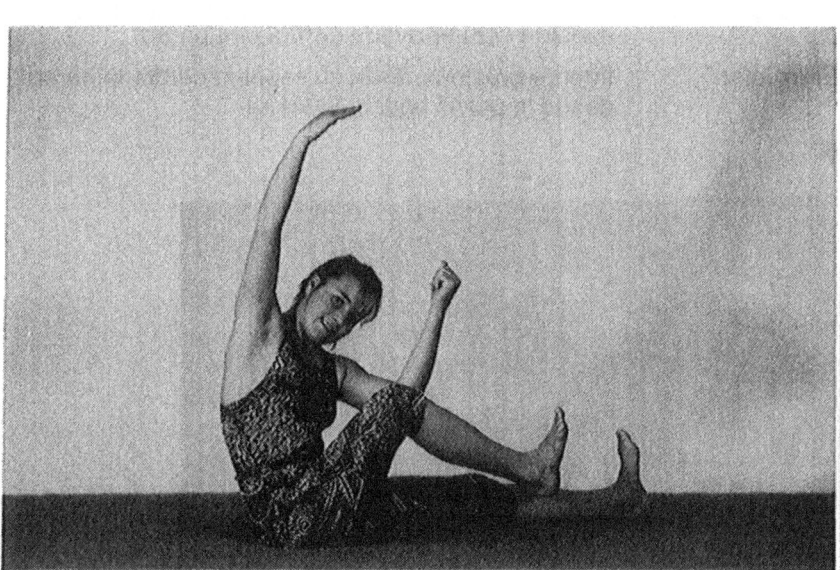

Sentado con piernas estiradas y separadas o con piernas encogidas

Posición inicial: Sentado con piernas estiradas o encogidas, la espalda está apoyada contra una pared.

Ejercicio: Intente presionar toda su espalda contra la pared desde la pelvis hasta la cadera.

■

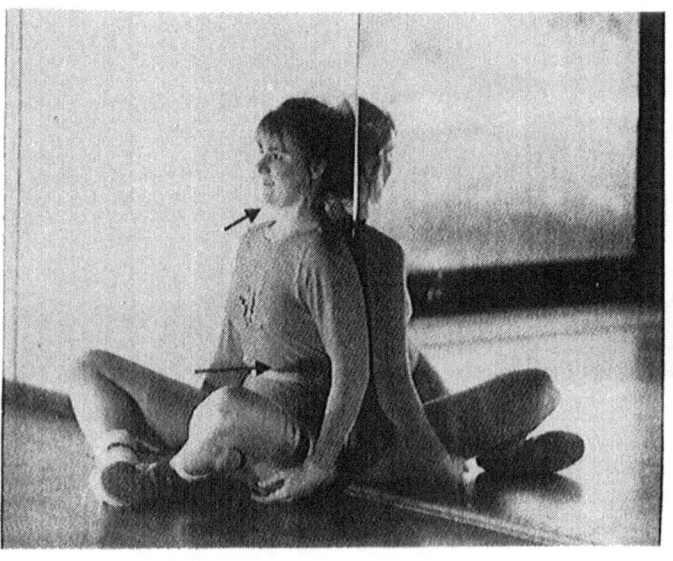

Efectos: Fortalecimiento de la musculatura de la espalda.

Posición inicial: Sentado con piernas extendidas o encogidas, manos en la parte posterior de la cabeza, los codos miran hacia afuera.

Ejercicio: Girar el tronco lentamente hacia el lado derecho e izquierdo. Mantener la posición final durante unos segundos

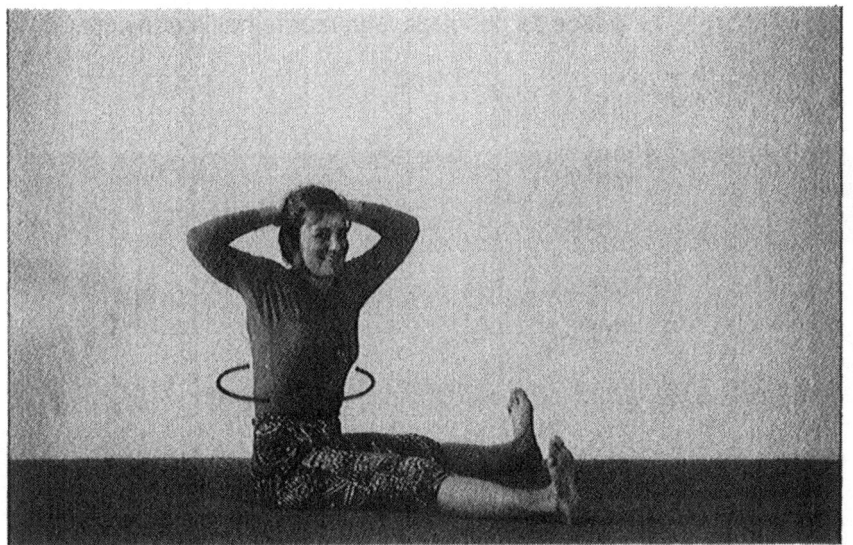

Indicaciones: Mantener la espalda extendida y la cabeza levantada. Girar el codo posterior hacia atrás cada vez. No levantar los hombros.

Efectos: Movilización de la columna. Fortalecimiento de la musculatura de la espalda.

Variación: Como el ejercicio descrito, pero con los brazos levantados.

Indicaciones: Los brazos permanecen al lado de la cabeza también al girar el tronco. Extender la espalda y la cabeza.

Sentado con piernas extendidas y juntas

Posición inicial: Sentado con piernas juntas ("paso de nalgas").

Ejercicio: Levantar una nalga. Se levanta también la pierna correspondiente, se empuja hacia adelante y se coloca sobre el suelo. Seguidamente dar el siguiente "paso" con la otra pierna. Con estos pasos se desplaza lentamente hacia adelante.

■

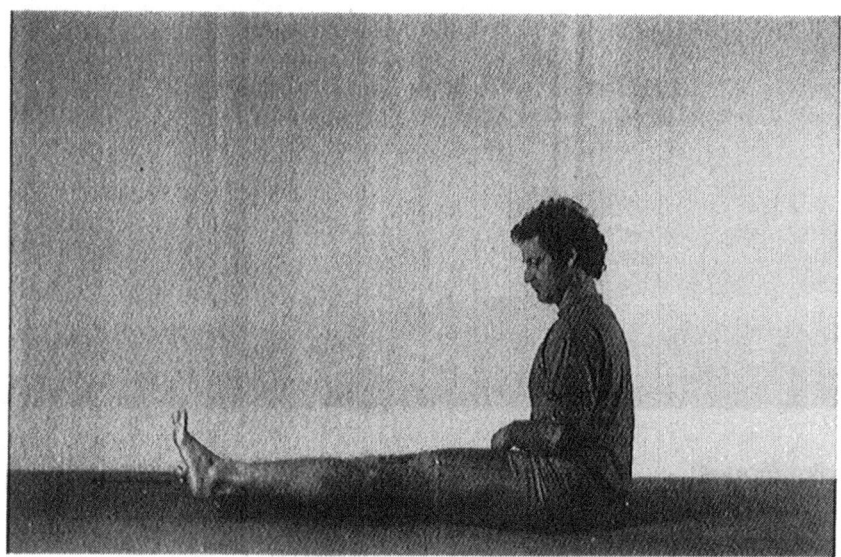

Indicaciones: Mantener la espalda recta. No dejar caer la pierna, sino colocarla lentamente sobre el suelo.

Efectos: Fortalecimiento de la musculatura glútea.

Variación 1: Como el ejercicio descrito, pero con brazos levantados.

Variación 2:   Como en el "paso de nalgas", pero manos en la parte posterior de la cabeza.

Indicaciones: Mantener la espalda recta. Mantener la cabeza levantada.

Efectos: Fortalecimiento de la musculatura de espalda y hombros. Fortalecimiento de la musculatura glútea.

Ejercicios con piernas extendidas, separadas o juntas

Posición iniciall: Sentado con piernas extendidas, brazos levantados al frente.

Ejercicio: Incline el tronco hacia adelante, pero sólo hasta el punto que toda su espalda permanezca recta.

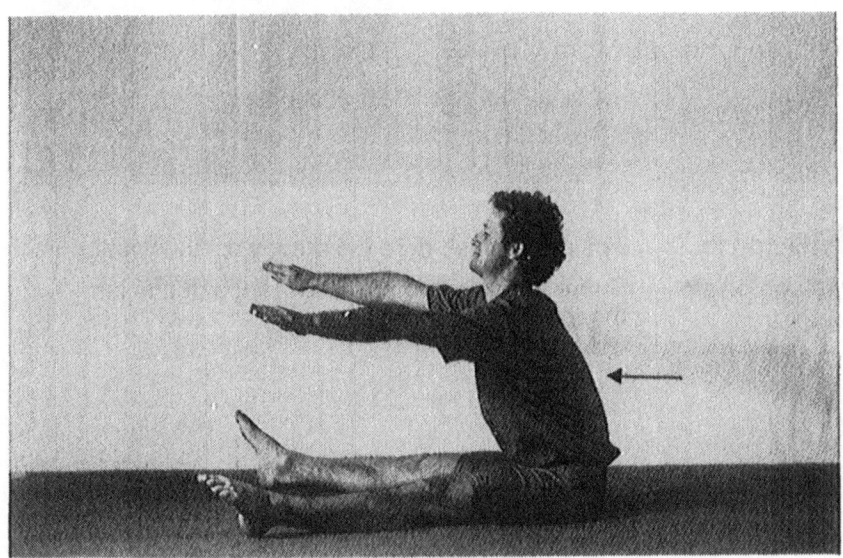

Indicaciones:　　La cabeza se mantiene como continuación de la columna. Extensión de la musculatura glútea y de la parte posterior de la pierna.

Variación 1:　　Posición inicial, sin embargo las manos se colocan en la parte posterior de la cabeza. Los codos están separados.

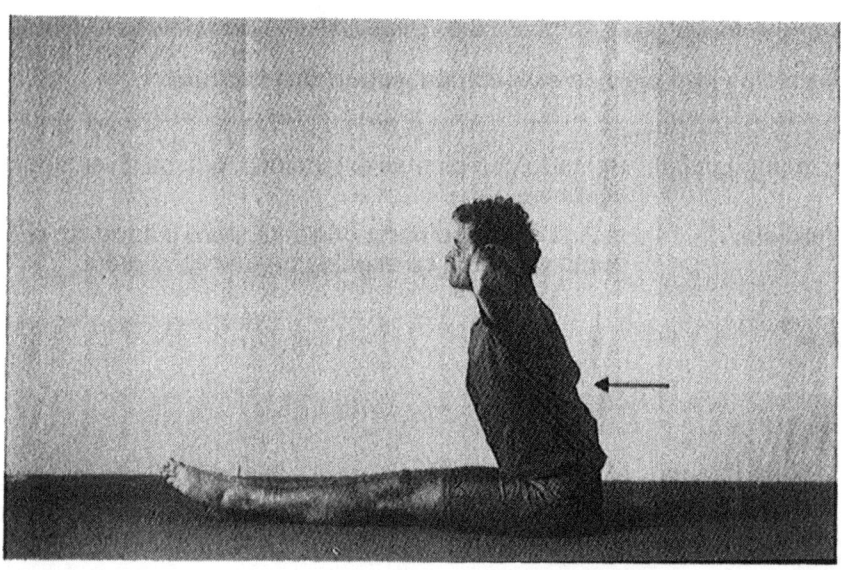

Variación 2:　　Posición inicial, pero los brazos están levantados.

Indicaciones:　　Sobre 2: El cuerpo forma una línea desde las manos hasta las nalgas.

Ejercicio sentado con las piernas encogidas

Posición iniciall: Sentado con piernas encogidas o piernas formando ángulo, las manos sujetan suavemente las rodillas.

Ejercicio: En primer lugar redondear la columna lumbar, seguidamente la columna dorsal y para terminar se baja la barbilla hasta el pecho. Incline su espalda redondeada hacia atrás hasta el punto que los brazos se extiendan y pueda mantener aún el equilibrio. Entonces levante la pelvis, después la columna dorsal y finalmente la cabeza.

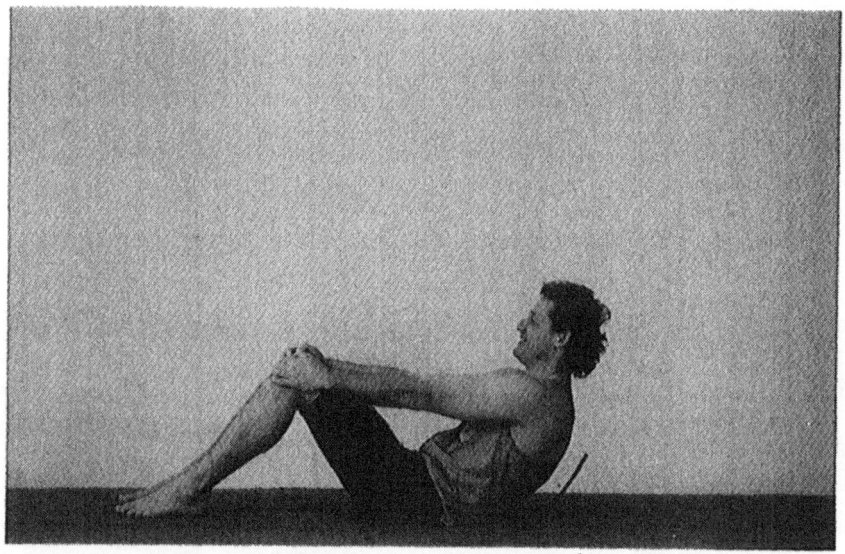

Indicaciones: No levantar los hombros. Intente incorporarse con su propia fuerza, sin "tirar" con sus manos.

POSICIÓN SENTADO Y DE PIE

Dado que los ejercicios siguientes pueden realizarse tanto sentado como de pie han sido recogidos en el mismo capítulo. Las indicaciones generales que aparecen en cada ejercicio son válidas para la realización de cualquiera de las dos posiciones. Las indicaciones que solamente son aplicables para la realización de pie están mencionadas como tales.

El primer bloque de ejercicios incluye en primer lugar unos ejercicios de relajación para la región escapular. Le siguen ejercicios de fortalecimiento y extensión para la musculatura del tronco y hombros, como también para la movilización de la columna vertebral.

El segundo bloque de ejercicios recoge ejercicios especiales para el fortalecimientos de la columna cervical.

Antes de comenzar con los ejercicios, deberá asumir la posición erguida sentada y de pie, ya que sólo entonces es posible una correcta realización de los ejercicios. Si en algunos ejercicios deben colocarse las manos en la parte posterior de la cabeza y no en la nuca, cuide entonces de que los hombros estén relajados y la cabeza no quede "aprisionada".

Un elemento muy importante en la gimnasia para la columna vertebral, es dominar la manera adecuada de rodar hacia adelante y hacia atrás sobre la columna vertebral.

Ésta es importante para la movilización, es decir, para la conservación o recuperación de la movilidad.

Numerosos ejercicios que a continuación se presentan están basados sobre este movimiento. Por ello es aconsejable practicarlos sólo al principio, antes de pasar a ejercicios posteriores.

Ejercicio básico sentado

Posición inicial: Postura erguida sentado, brazos al lado del cuerpo.

Ejercicio: Baje primeramente la barbilla hasta el pecho, redondee entonces la columna dorsal y seguidamente la lumbar. Sienta como la columna rueda vértebra por vértebra. Al final del movimiento rodante, el cuerpo descansa cómodamente sobre los muslos. Las nalgas mantienen un fuerte contacto con el taburete, los brazos cuelgan relajadamente.

●

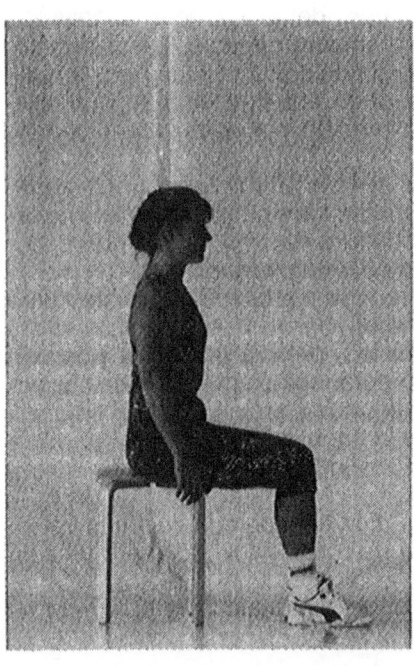 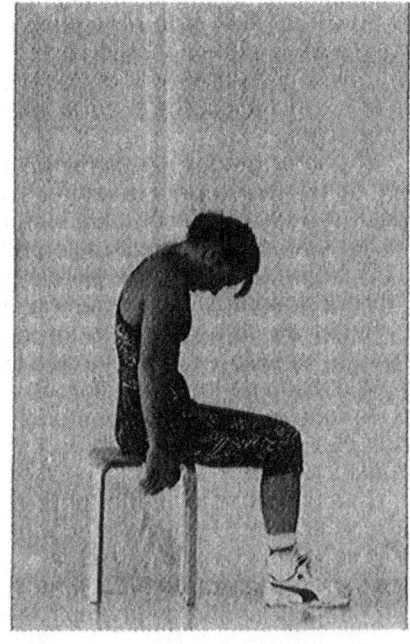

1   2

El movimiento de incorporación transcurre en orden contrario: Incorpore en primer lugar la columna lumbar (como si quisiera apartar algo con ella), después sigue la columna dorsal y por último se levanta la cabeza.

Indicaciones: Al incorporarse evite la hiperextensión. Al "rodar" hacia arriba no deben levantarse también los hombros. El movimiento de rodar hacia abajo y hacia arriba es lento, pero continuado.

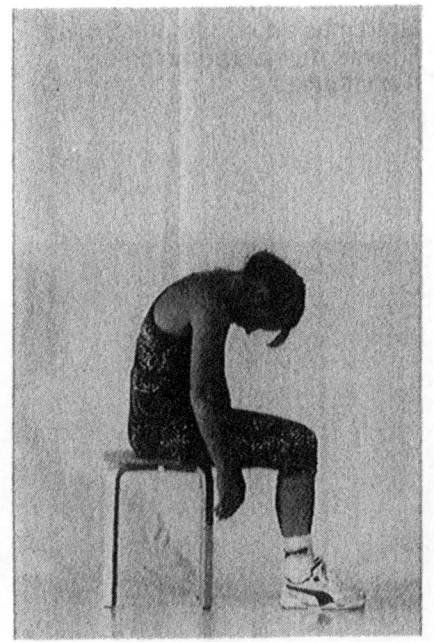

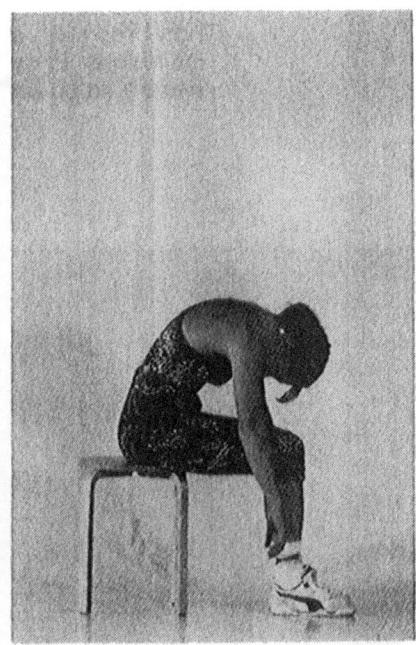

3   4

Ejercicio básico de pie

Ejercicio: También de pie bajará la barbilla hasta el pecho. Al seguir rodando sobre la columna dorsal y la lumbar, flexione lentamente las rodillas y tense al mismo tiempo las nalgas para así reforzar el redondeado de la región de la columna lumbar. Incline el cuerpo hacia adelante sólo hasta el punto que aún pueda estar de pie cómodamente y los hombros sean el punto más alto de su cuerpo, no las nalgas. El movimiento de incorporación se desarrolla en orden contrario.

●

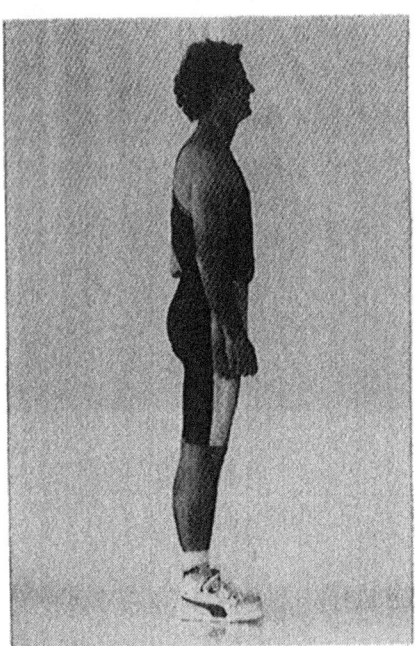 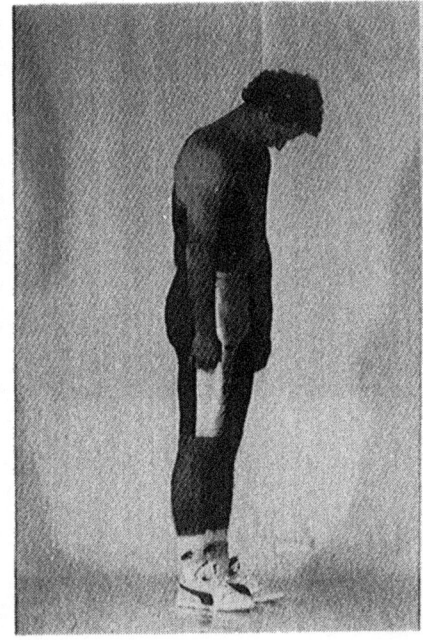

1   2

Primero incorporar la columna lumbar, siga rodando y estire la columna dorsal y las rodillas al mismo tiempo y con lentitud. Finalmente levante la cabeza.

Indicaciones: Al rodar hacia adelante tenga en cuenta que las nalgas son empujadas hacia adelante, no las sitúe hacia atrás. Los brazos permanecen relajados durante todo el desarrollo del movimiento; al incorporarse no levantar los hombros. Este ejercicio de pie es muy adecuado para descargar la columna vertebral, especialmente la región lumbar, Quédese algún tiempo en una posición cómoda cuando haya rodado hacia adelante. Al mismo tiempo también podría balancear relajadamente su tronco y brazos hacia derecha e izquierda.

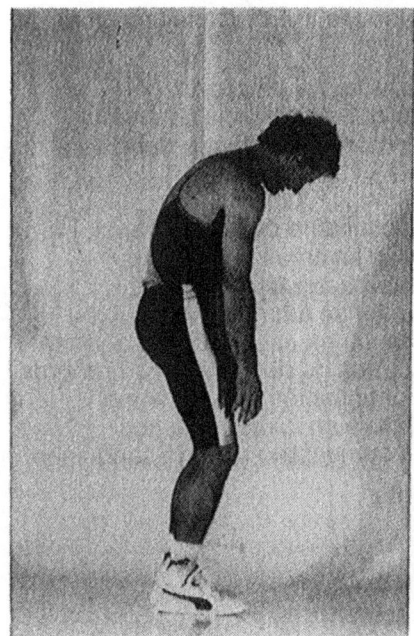 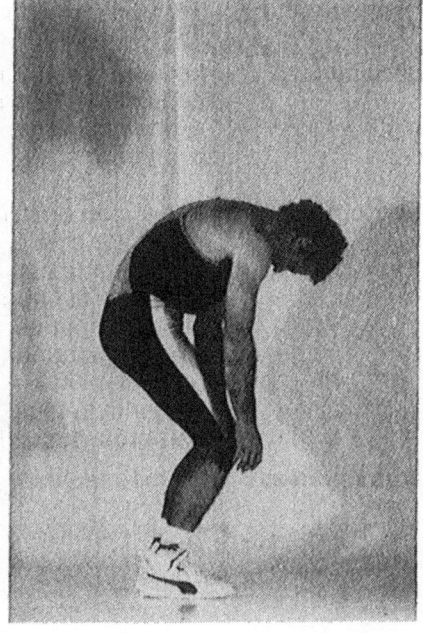

3   4

Variaciones sentado y de pie:

1. Deje que sus brazos giren alternativamente como aspas de molino, mientras rueda la columna vertebral hacia arriba y abajo. Girar los hombros hacia adelante, al mismo tiempo inclinar el cuerpo hacia adelante, girar los hombros hacia atrás y volver a incorporar lentamente el tronco.
2. Si la columna vertebral ha rodado hacia adelante, los brazos se balancean relajadamente hacia adelante y atrás, al mismo tiempo o uno tras otro.
3. Al rodar hacia adelante y hacia atrás, las manos están apoyadas en la parte posterior de la cabeza y ejercen una ligera presión.

Indicaciones: Respire regularmente.

Posición inicial: Sentado erguido o de pie, los brazos cuelgan al lado del cuerpo.

Ejercicio: Levantar los hombros hasta las orejas y seguidamente dejar que caigan relajadamente. Ambos al mismo tiempo o alternando derecha e izquierda.

Efectos: Relajación de la musculatura de los hombros. Para aumentar este efecto, levante los hombros fuertemente hacia arriba, de tal forma que aprisione la cabeza, tense además los brazos y cierre los puños. Mantenga esta posición durante algunos segundos antes de dejar caer los hombros relajadamente. A continuación, notará como aumenta la temperatura en la región de los hombros ya que ha aumentado el riego sanguíneo.

Indicaciones: Respire regularmente.

Ejercicio: Sacuda sus brazos y manos con movimientos giratorios sueltos y rápidos. Otra posibilidad para relajar es "lanzando" los brazos fuera del cuerpo en todas direcciones.

Posición inicial: Sentado erguido o de pie.

Ejercicio: Balanceo de los brazos suelto y simultáneo, hacia adelante y atrás.

Indicaciones: Levantar al mismo tiempo los hombros relajadamente y dejarlos caer.

Efectos: Relajación de la musculatura del hombro y de los brazos.

Variación: La dimensión del movimiento aumenta: al
balancear los brazos hacia atrás, el cuerpo se
inclina hacia adelante, al levantarlos hacia arriba, el
cuerpo se estira de nuevo.

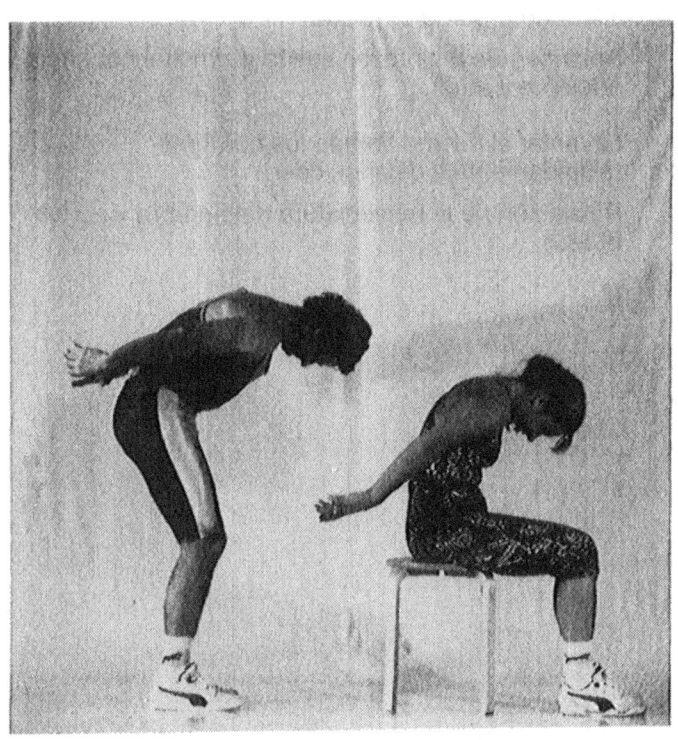

Indicaciones: Espirar: los brazos se balancean hacia atrás, inspirar: tronco y brazos se levantan de nuevo. Cuide de que la columna ruede hacia adelante y hacia atrás correctamente.

Al realizarlo de pie: Inclinar el cuerpo sólo hasta que el eje de los hombros sea el punto más alto.

Efectos: Movilización de la columna.

●

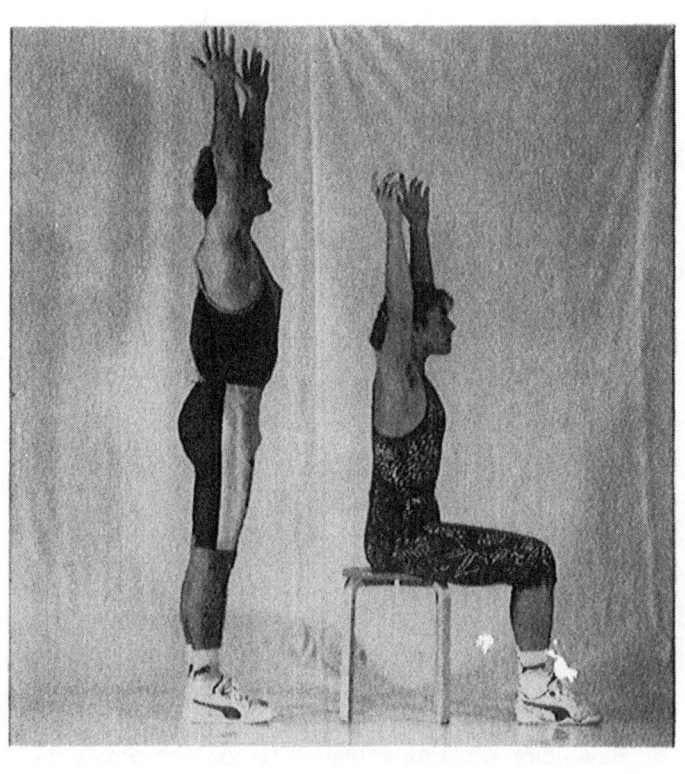

Posición inicial: Sentado erguido o de pie, el brazo izquierdo está
                       levantado hacia adelante, el brazo derecho
                       estirado hacia atrás.

Ejercicio: Balancear los brazos alternativamente hacia
                       adelante y atrás, relajadamente.

●

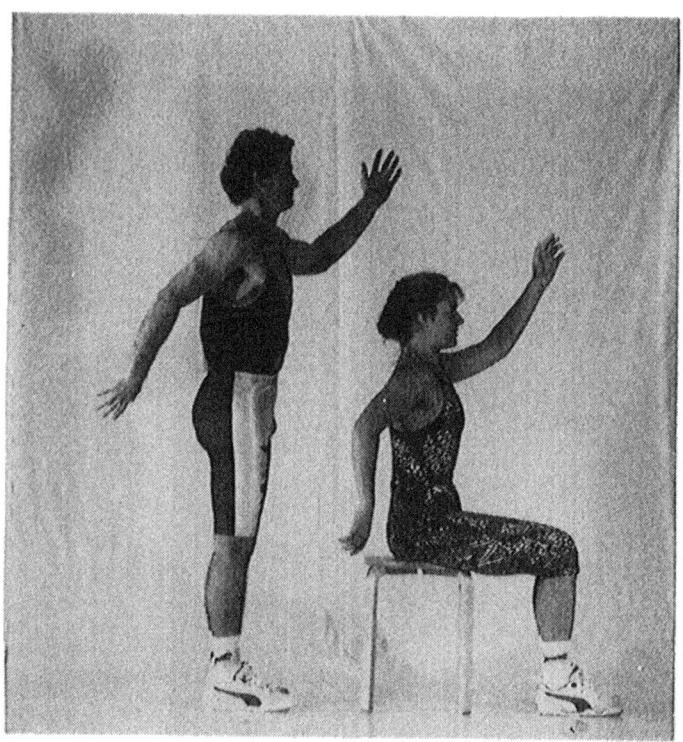

Efectos: Relajación de la musculatura de los hombros y de
                       los brazos.

Variación 1:   Se puede incluir el tronco en el movimiento.

Variación 2:   Tanto el tronco como la cabeza giran.

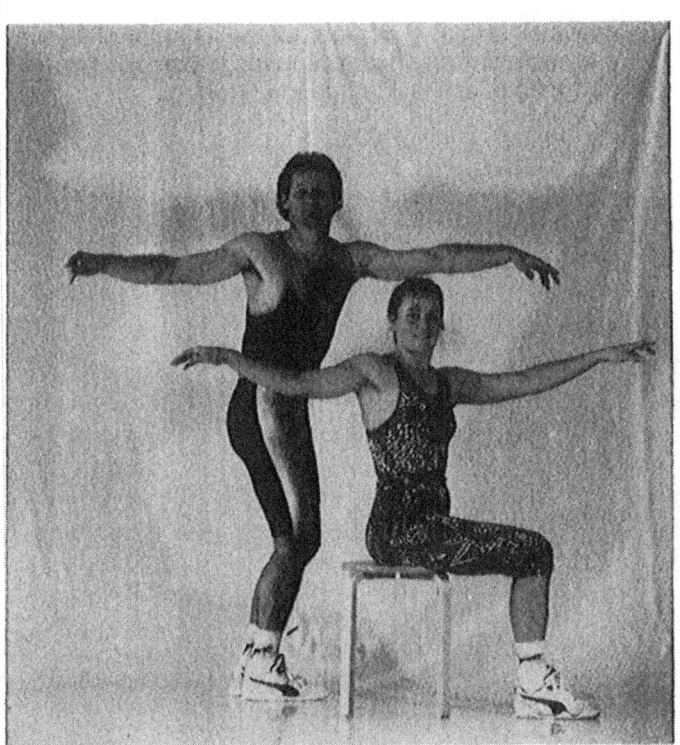

Indicaciones: Al realizarlo de pie: las rodillas están ligeramente flexionadas. La pelvis permanece dirigida hacia adelante, no acompaña el giro.

Posición inicial: Sentado erguido o de pie con rodillas ligeramente
flexionadas, el tronco está levemente inclinado
hacia adelante, ambos brazos a un lado.

Ejercicio: Balancear los brazos en primer lugar hacia
adelante-arriba, al mismo tiempo levantar el tronco
y la cabeza. Balancear entonces los brazos hacia el
otro lado e inclinar de nuevo el tronco.

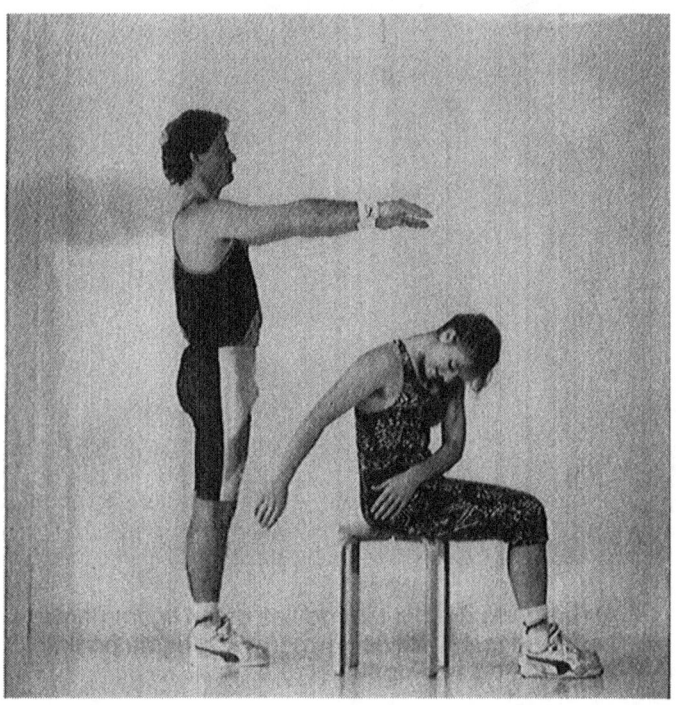

Indicaciones: Cuidar el movimiento rodante de la columna, al
balancear hacia adelante evitar la espalda cóncava.
La cabeza sigue a los brazos al balancear hacia
atrás. Inspirar e incorporar el tronco, espirar e
inclinar de nuevo el tronco.

**Al realizarlo
de pie:**   Al balancear los brazos hacia atrás, el cuerpo
                    se redondea, desde la cabeza hasta las nalgas.

Efectos: Movilización de la columna. Relajación de la
                    musculatura de los hombros.

Posición inicial: Sentado erguido o de pie, las manos se tocan en la
                        espalda.

Ejercicio: Describa grandes círculos en su espalda.

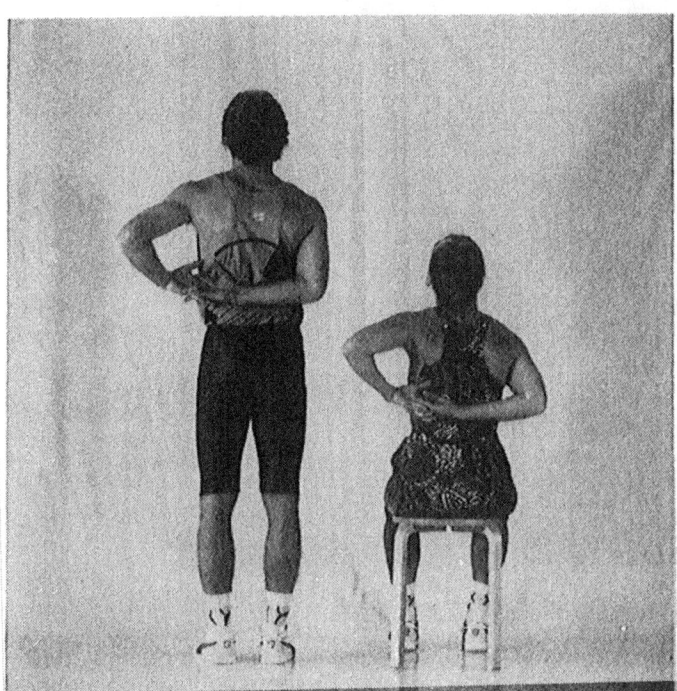

Indicaciones: Mantenga su tronco inmóvil, el movimiento sólo
                    está en las articulaciones de los hombros y los
                    brazos.

Efectos: Movilización de la articulación de los hombros.
                    Fortalecimiento de la musculatura de los hombros.

Posición inicial: Sentado erguido o de pie, las manos se tocan en la
                        espalda.

Ejercicio: Levante los brazos extendidos al máximo hacia
                        atrás y arriba.

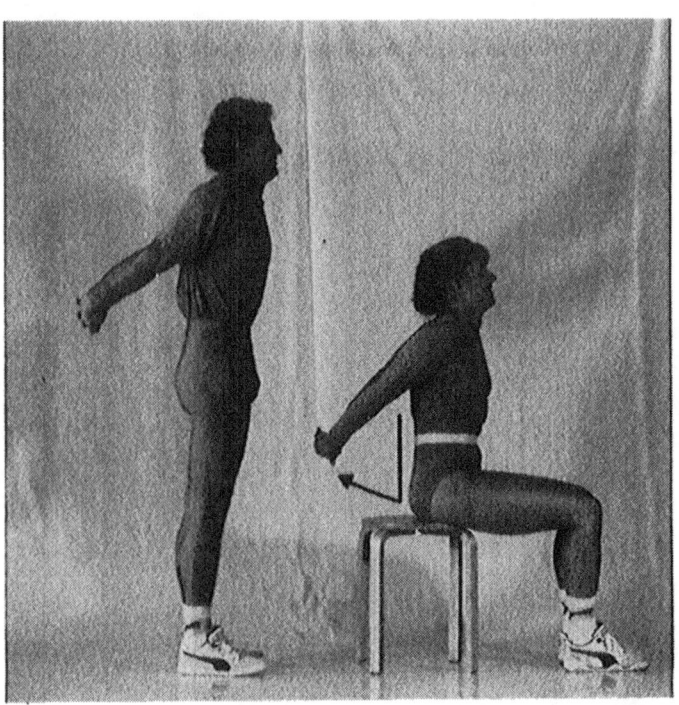

Indicaciones: Mantener el tronco erguido. Tensar la musculatura
                        del abdomen y glúteos. Evitar la espalda cóncava.

Efectos: Estiramiento de la musculatura del tórax.

Posición inicial: Sentado erguido o de pie, brazos levantados.

Ejercicio: Extienda alternativamente los brazos hacia arriba (y el costado correspondiente del tronco), como si deseara alcanzar algo en el techo.

▲

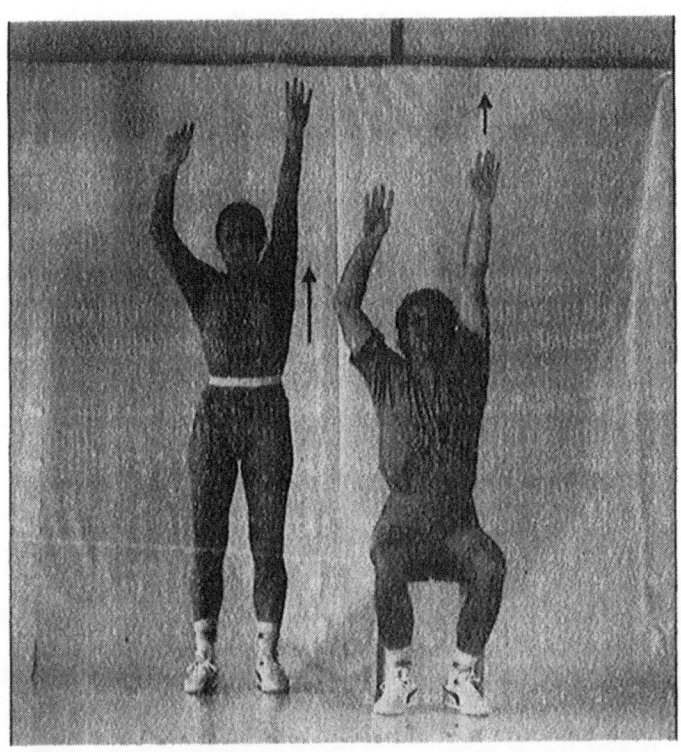

Indicaciones: Tensar la musculatura de abdomen y glúteos.

Efectos: Extensión de la columna.

Variación 1:   Mientras empuja la mano en dirección al techo de
                     la habitación, empuje al mismo tiempo la otra
                     mano hacia abajo.

Indicaciones: Las puntas de los dedos están levantadas.

Variación 2:   Para reforzar, extienda el tronco y la cabeza
                     ligeramente hacia el lado derecho e izquierdo.

Indicaciones: Los brazos permanecen extendidos. Al inclinarse
                     hacia un lado, inspire profundamente, antes de
                     inclinarse hacia el otro lado.

Efectos: Expansión del tórax. Extensión de la musculatura
                     lateral del tronco. Movilización de la columna.

Posición inicial: Sentado erguido o de pie, brazos al lado del cuerpo.

Ejercicio: Describa grandes círculos con los hombros hacia adelante y hacia atrás.

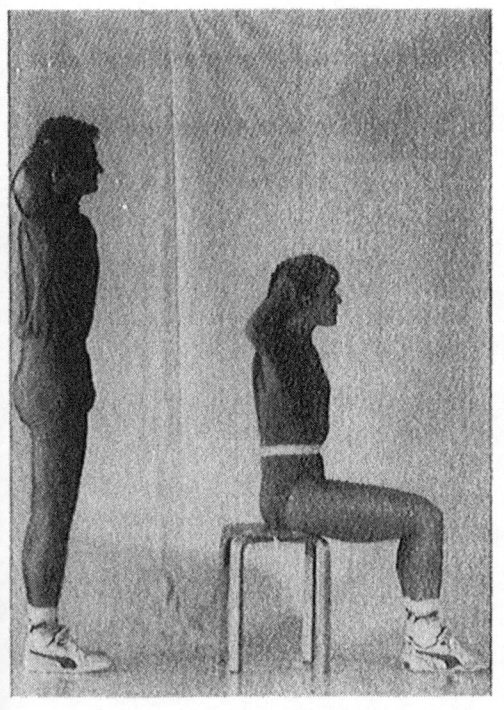

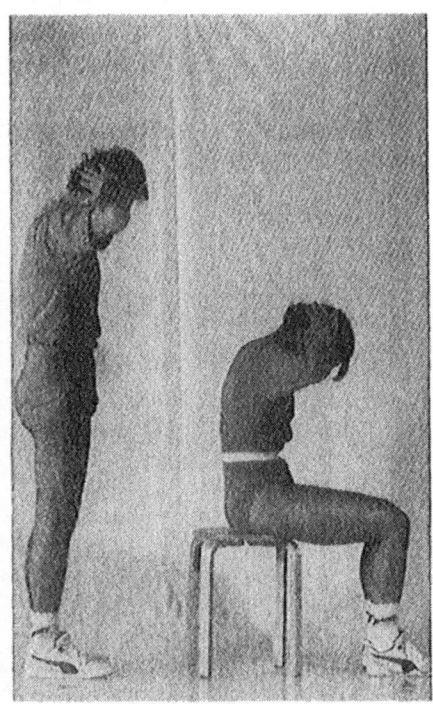

Indicaciones: Contribuya a este ejercicio con la respiración. Inspirar: llevar los hombros desde atrás (adelante) hacia arriba. Espirar: llevar los hombros desde adelante (atrás) hacia abajo.

Efectos: Movilización de las articulaciones del hombro.

Posición inicial: Postura erguida sentado o de pie, brazos al lado del cuerpo.

Ejercicio: Describa grandes círculos lentamente con los hombros: hacia adelante o atrás.

Indicaciones: Acompañe este ejercicio con la respiración. Inspirar: Mover los hombros desde atrás (delante) hacia arriba. Espirar: Mover hombros desde delante (atrás) hacia abajo.

Efectos: Movilización de las articulaciones de los hombros.

Posición inicial: Sentado erguido o de pie. Brazos levantados a los lados. Antebrazos verticales.

Ejercicio: Juntar los antebrazos delante de la cara y presionar fuertemente uno contra otro.

■

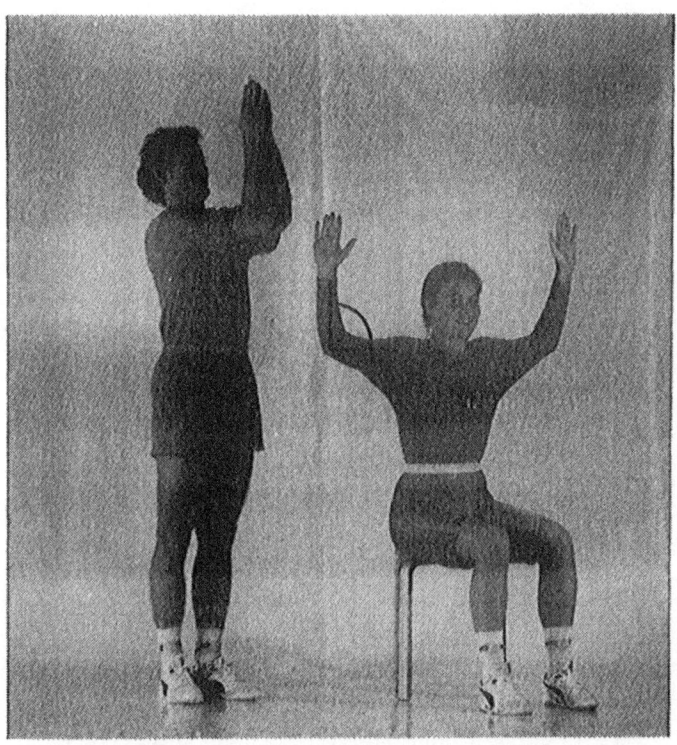

Indicaciones: La parte superior de los brazos permanece a la altura de los hombros. Cada brazo forma un ángulo recto.

Efectos: Fortalecimiento de la musculatura del tórax.

Variación: Girar los hombros, manteniendo los brazos a la
                        altura del eje de los hombros. Los antebrazos
                        están levantados.

■ ●

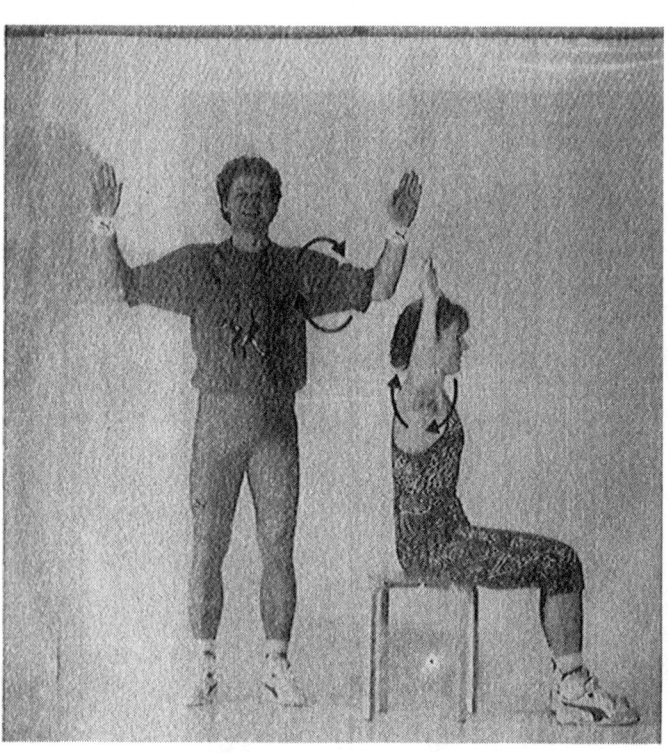

Indicaciones: El movimiento circular sólo se lleva a cabo en la
                        articulación del hombro.

Efectos: Fortalecimiento de la musculatura del hombro.
                        Movilización de las articulaciones del hombro.

Ejercicio de giro

Posición inicial: Sentado erguido o de pie. Los bazos se encuentran al lado del cuerpo o levantados lateralmente.

Ejercicio: Girar cada vez un hombro hacia atrás al máximo, acompañar con la cabeza y mirar hacia atrás por encima del hombro.

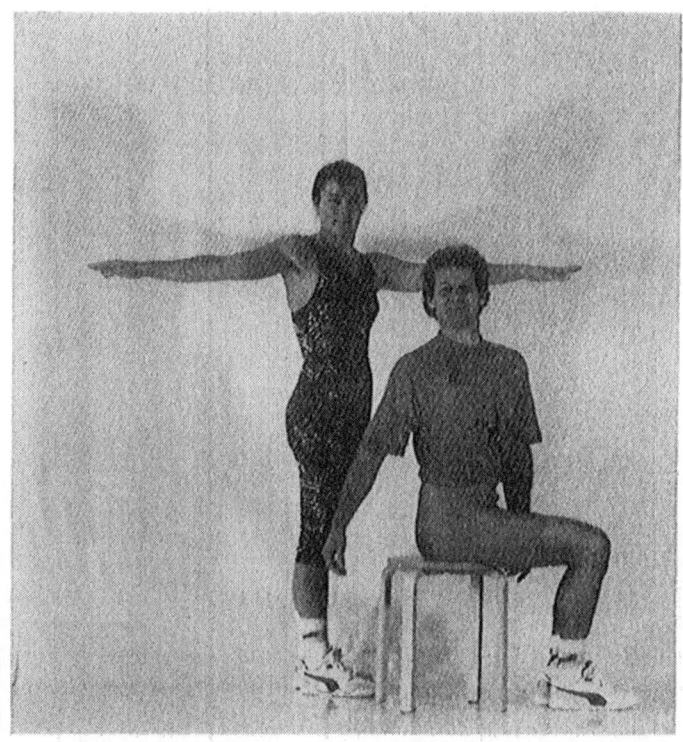

Indicaciones: Extensión de la espalda y la cabeza. Al girar, siga una línea imaginaria en la pared que esté situada a la altura de los ojos.

Tirar de los omóplatos en dirección de la columna. Fortalecimiento de la musculatura de espalda y hombros.

Variación 1: Como en el ejercicio de giro, pero con manos en la parte posterior de la cabeza. Al girar mantener los codos bien separados.

Variación 2: Como en el ejercicio de giro, pero con brazos levantados.

Indicaciones: Extender la espalda. Al girar, situar los brazos al lado de la cabeza. Las manos pueden permanecer juntas con brazos levantados.

Posición inicial: Sentado erguido o de pie. Brazos levantados. Los dorsos de las manos se miran.

Ejercicio: Baje los brazos lateralmente e incline al mismo tiempo el tronco y la cabeza: Movimiento rodante de la columna. Incorpórese de nuevo lentamente y levante los brazos lateralmente. Movimiento rodante de la columna.

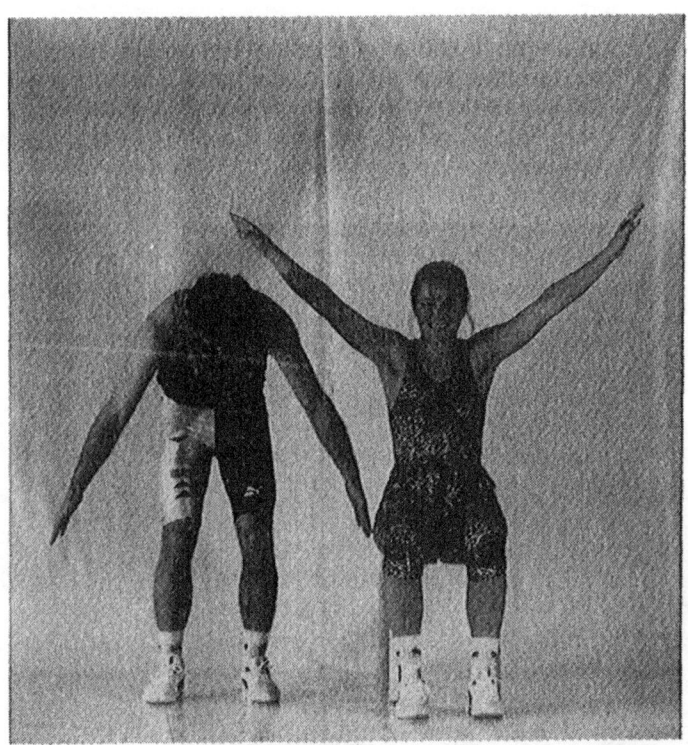

Indicaciones: Respiración: espirar y al mismo tiempo bajar los brazos. Inspirar y levantar los brazos. Cuando se lleva a cabo de pie, el movimiento puede realizarse con más impulso, acentuando la extensión.

Efectos: Expansión de tórax. Movilización de la columna.

Variación: El tronco permanece recto, sólo los brazos suben y bajan lateralmente, con los dorsos de las manos indicando hacia arriba. Cuando los brazos estén completamente levantados, los dorsos son apretados uno contra otro.

Efecto: Fortalecimiento de la musculatura de los hombros.

Posición inicial: Sentado erguido o de pie. Manos apoyadas en la parte posterior de la cabeza, codos separados

Ejercicio: Con un movimiento uniforme, el tronco gira hacia el lado derecho, la columna rueda hacia adelante y el codo izquierdo se inclina hacia la rodilla derecha.

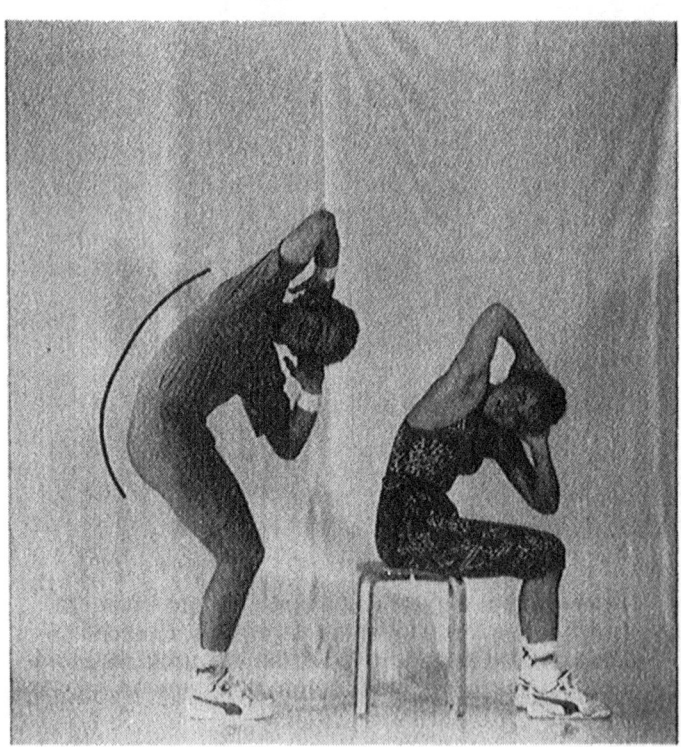

A continuación se incorpora de nuevo la columna, en primer lugar el segmento lumbar, después el dorsal y al final se levanta la cabeza.

Indicaciones: No extender los hombros hacia arriba. Codos separados. En la espiración, lleve el codo hacia la rodilla, inspire e incorpórese.

Al realizarlo de pie: Incline el codo hacia la rodilla sólo si la espalda puede permanecer redonda y no tiene que empujar las nalgas hacia atrás.

Efectos: Movilización de la columna. Extensión de la musculatura lateral del tronco.

Variación 1 Como el ejercicio anterior, pero al juntar el codo y la rodilla se levanta esta última.

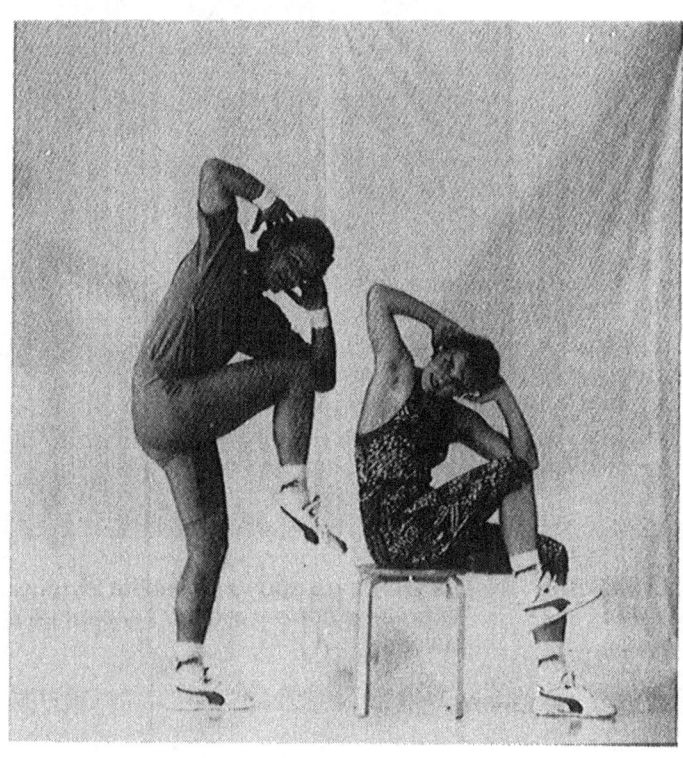

Indicaciones: Respiración: Espirar y llevar el codo hacia la rodilla, inspirar e incorporarse de nuevo.

**Al realizarlo
de pie:**   La pierna de apoyo se flexiona ligeramente. Tensar
el cuerpo, especialmente la musculatura del
abdomen y glúteos, para no perder el equilibrio.

Variación 2   Con un brazo levantado se acerca el codo del otro
hacia la rodilla contraria. El otro brazo permanece
levantado.

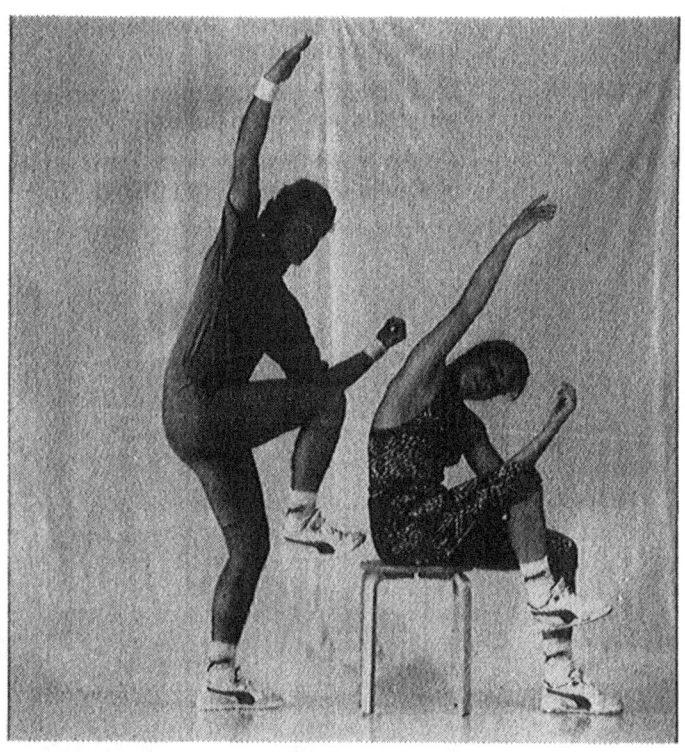

**Al realizarlo
de pie:**   La pierna de apoyo se inclina levemente al
acercarse codo y rodilla. Tensión en abdomen y
nalgas.

Inclinación lateral

Posición inicial: Sentado erguido o de pie, brazos al lado del cuerpo.

Ejercicio: Inclinar la cabeza y los hombros y rodar la columna más hacia un lado. La incorporación se realiza en orden inverso: En primer lugar la columna lumbar, después la dorsal y por último levantar la cabeza.

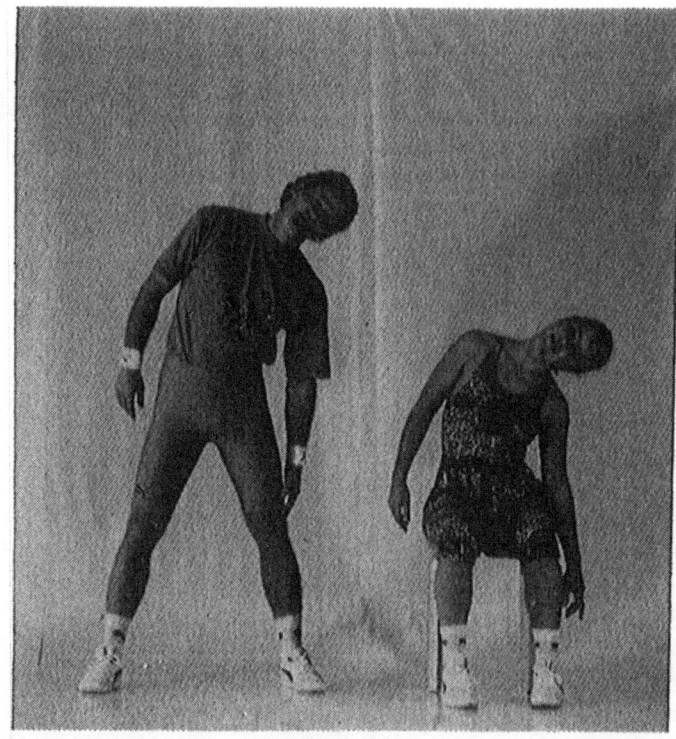

Indicaciones: El tronco permanece recto, no doblarse hacia adelante o atrás, es decir, tensar el abdomen y las nalgas.

Imagínese que tiene dos paredes justo detrás y delante de su tronco. Sólo se puede mover en el espacio que queda en medio. Si se mueve, "chocará contra la pared". La mirada permanece dirigida hacia adelante.

Al realizarlo:
de pie

Para tener más estabilidad, separar algo las piernas. Las caderas siguen levantadas, no son empujadas hacia un lado. Piense especialmente en el ejemplo de la "pared".

Efectos:

Movilización de la columna. Extensión de la musculatura lateral del tronco.

Variación 1:   Sentado y de pie. Para aumentar la extensión se estira el brazo superior como prolongación del tronco.

Indicación: Retirar el brazo superior.

Variación 2:   Como el ejercicio de "inclinación lateral", pero con las manos en la parte superior de la cabeza.

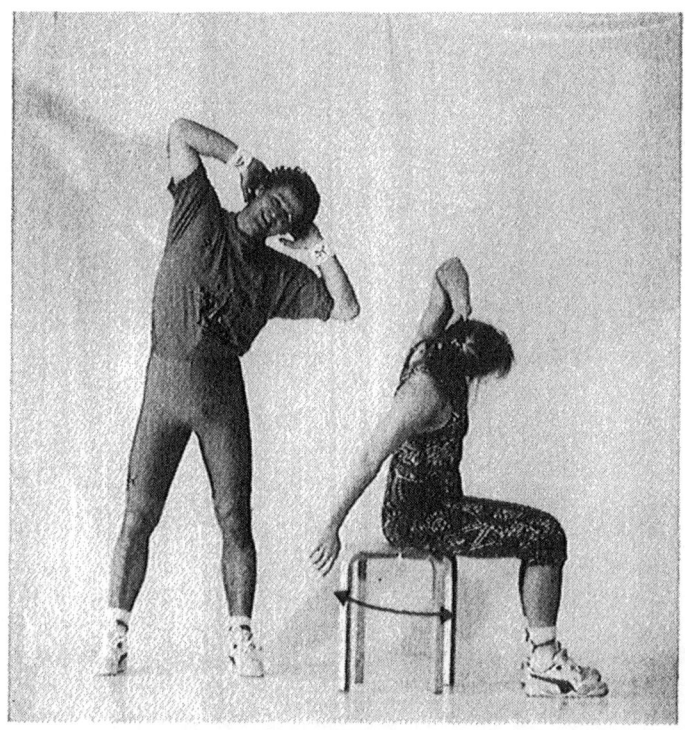

Indicaciones: Replegar el codo superior. Mantener el tronco y la cabeza rectos, no girarlos. Al inclinarse hacia un lado puede separarse el brazo inferior de la cabeza y balancearse relajadamente hacia adelante y atrás.

Variación 3:   Solamente de pie.

Posición inicial: La pierna derecha extendida cruza por detrás de la izquierda flexionada. Al cambiar de lado colocar la pierna izquierda detrás de la derecha.

Ejercicio: Se rueda la columna hacia el lado izquierdo. Para aumentar la extensión se estira el brazo derecho como prolongación del tronco.

▲

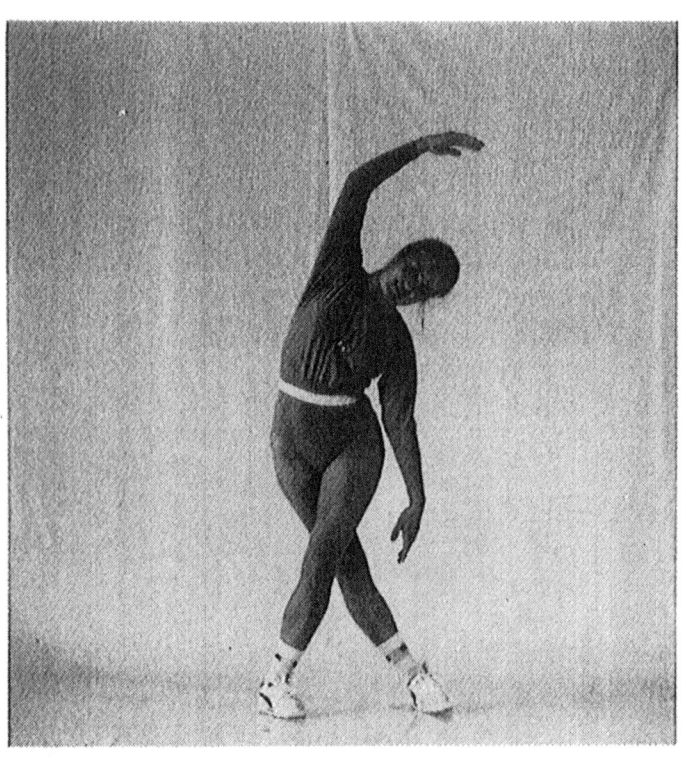

Variación 4

Posición inicial: De pie con piernas separadas, el brazo derecho levantado es llevado hacia atrás y forma un ángulo, la mano izquierda coge el codo derecho desde arriba y tira del brazo hacia la cabeza.

Ejercicio: La columna rueda hacia el lado izquierdo como en el ejercicio de "inclinación lateral".

Indicaciones: La mirada permanece dirigida hacia adelante.

Efecto: Aumento de la extensión de la musculatura lateral del tronco.

Posición inicial: Sentado erguido o de pie con piernas separadas, brazos al lado del cuerpo.

Ejercicio: Tense la musculatura del abdomen y glúteos e incline el tronco hacia adelante con la espalda recta. Inclínese hacia adelante sólo hasta el punto que toda su espalda pueda permanecer recta. Después de que haya sostenido esta posición durante unos segundos, vuelva lentamente a la posición inicial

■

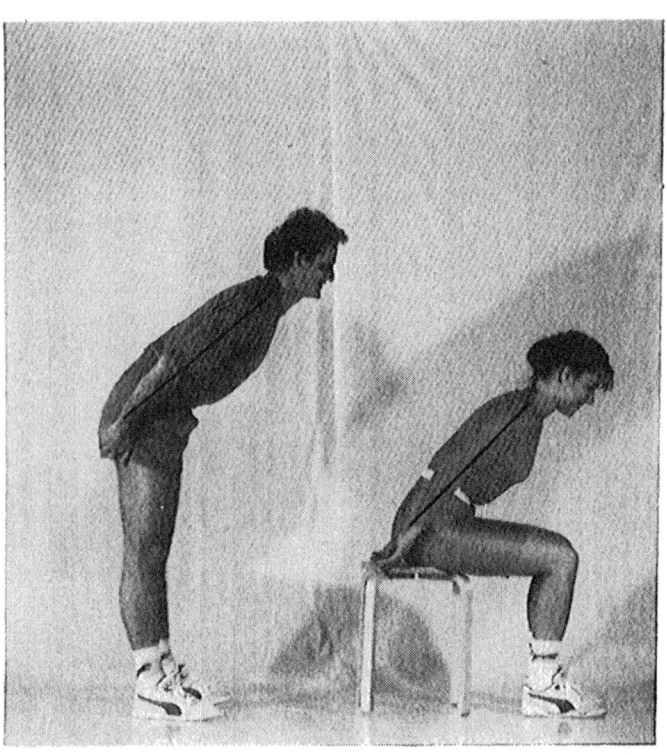

Indicaciones: Hasta que sea consciente de tener la espalda recta, controle su movimiento colocando las manos sobre el tórax y el abdomen.

La cabeza permanece como prolongación de la columna. Tensar la musculatura del abdomen y glúteos.

Efecto: Fortalecimiento de la musculatura de la espalda.

Variación 1: Posición inicial como en el ejercicio de la página 201, pero las manos se apoyan en la parte posterior de la cabeza, los·codos están separados. Tirar de los omóplatos hacia la columna.

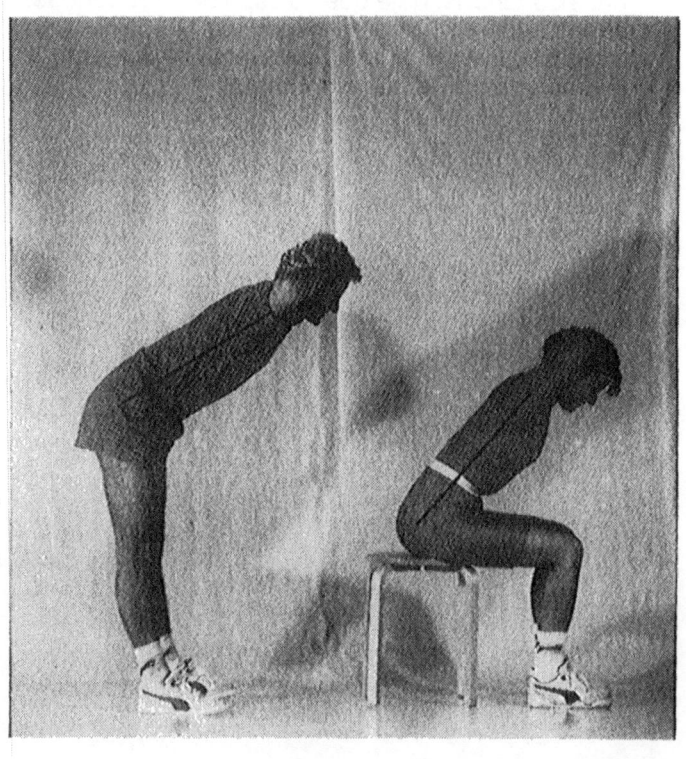

Variación 2:   Como en el ejercicio de la página 201, pero los brazos están levantados.

Indicaciones: Cuide que su cuerpo forme una línea recta desde las manos hasta las nalgas.

Efecto: Aumento del fortalecimiento de la musculatura de la espalda y los hombros.

Variación 3:   Puede volver a la posición inicial prestando atención al movimiento rodante de la columna hacia adelante y hacia atrás, es decir, después de haber mantenido la posición de ejercicio durante unos segundos, deje que su espalda se redondee, empezando por la columna cervical, siguiendo por la dorsal y la lumbar, e incorporando, finalmente, la columna de forma muy controlada.

Posición inicial: Esté de pie, con piernas ligeramente flexionadas, con la espalda apoyada contra la pared.

Ejercicio: Presione la espalda tensa contra la pared, desde las nalgas hasta la cabeza.

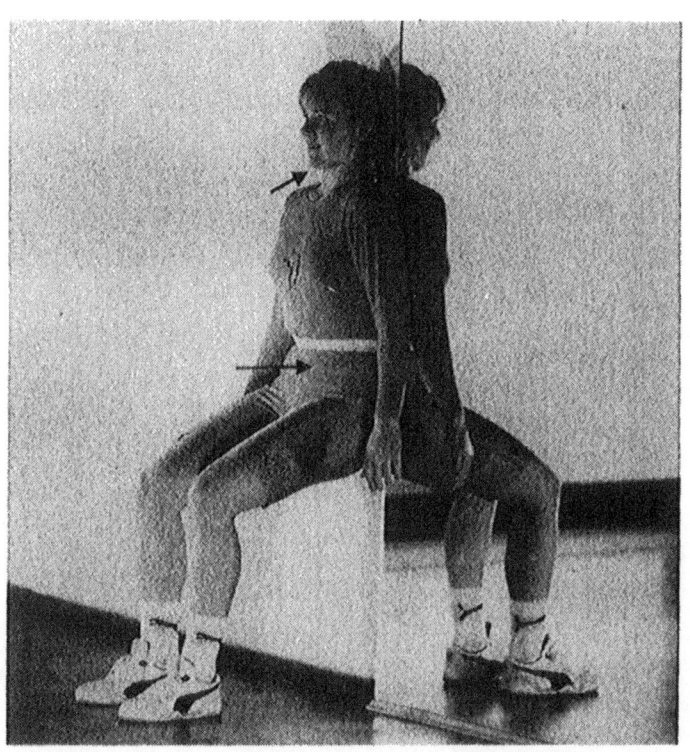

Indicación: Tanto los hombros como la columna lumbar deberían tocar también la pared.

Efecto: Fortalecimiento de la musculatura de la espalda.

EJERCICIOS PARA FORTALECER LA COLUMNA CERVICAL

Posición inicial: Sentado erguido o de pie, las manos cruzadas
                        sobre el esternón, la barbilla hacia atrás.

Ejercicio: Desplace la barbilla como si estuviera en una vía,
                        lentamente hacia adelante y hacia atrás hasta que
                        parezca que tiene papada.

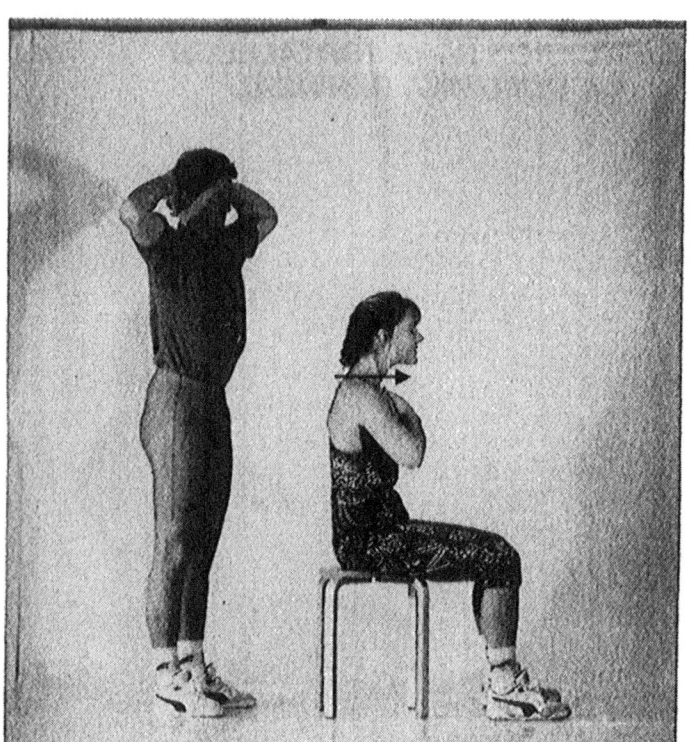

Indicaciones: Mire hacia adelante. No mueva el tronco.

Efectos: Fortalecimiento de la musculatura de la nuca.
                    Movilización de la columna cervical.

Variación: Como el descrito pero con las manos en la parte
                    posterior de la cabeza. Correr la cabeza hacia atrás
                    contra el obstáculo que constituyen los dedos.

Posición inicial:　Sentado erguido o de pie, la barbilla se desplaza hacia atrás en línea recta, los brazos relajados al lado del cuerpo.

Ejercicio:　Girar la cabeza lentamente hacia un lado y mirar por encima del hombro.

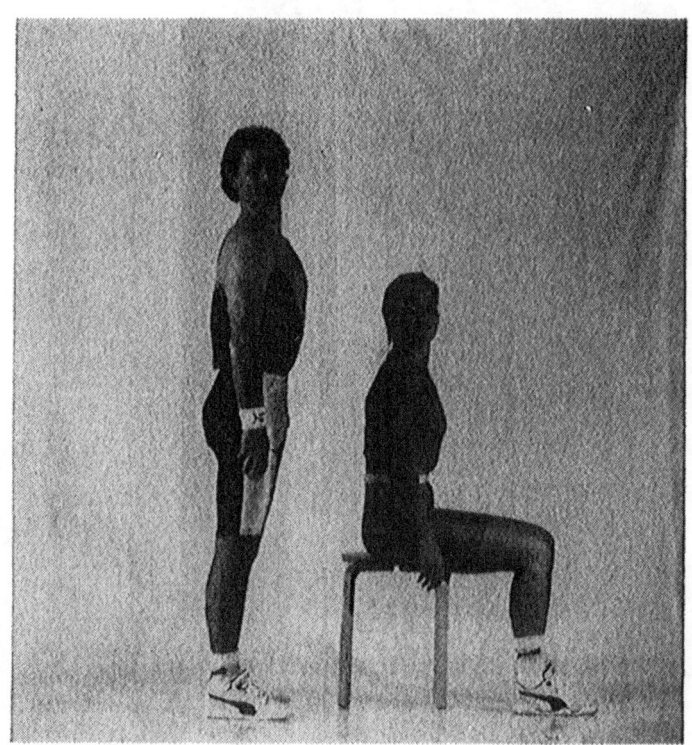

Indicaciones:　Siga una línea imaginaria con los ojos. No gire también los hombros.

Efectos:　Extensión de la musculatura lateral del cuello. Fortalecimiento de la musculatura de la nuca.

Variación: Con la mirada por encima del hombro, mueva la
                      barbilla lentamente hacia arriba y hacia abajo.

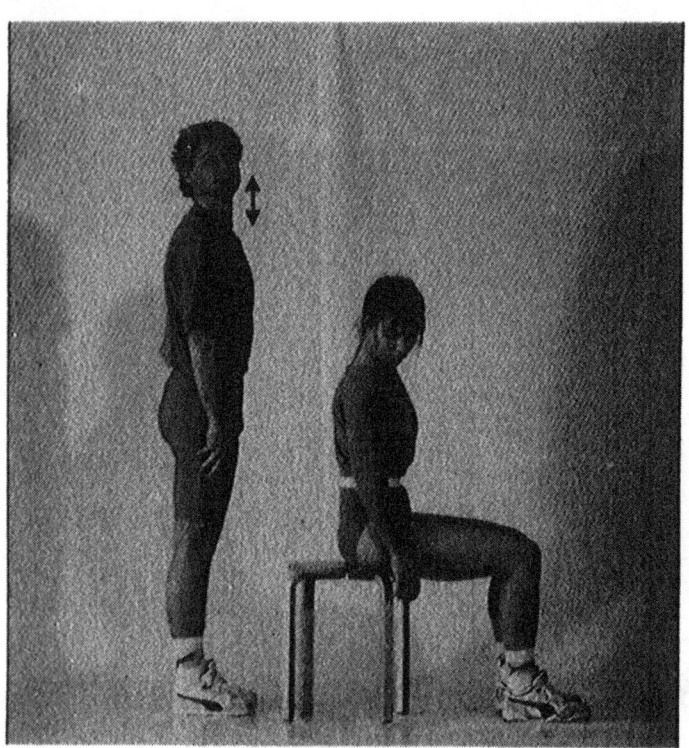

Efectos: Extensión de la musculatura lateral del cuello.
                     Movilización de la columna cervical.

Posición inicial: Sentado erguido o de pie, los brazos cuelgan al lado del cuerpo.

Ejercicio: Incline la cabeza lentamente hacia los hombros derecho e izquierdo, mantenga esta posición durante unos segundos.

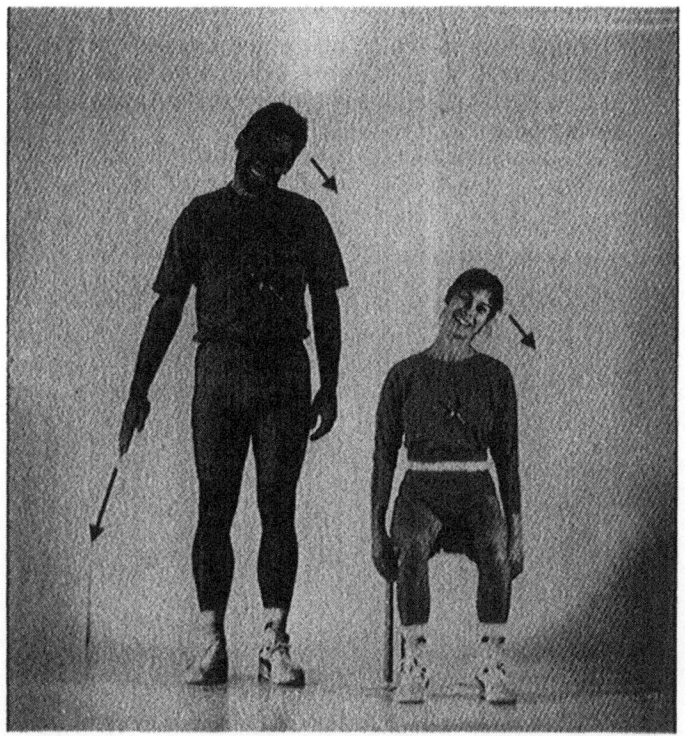

Indicaciones: No levantar los hombros. Mantenga el tronco inmóvil. Durante el ejercicio debe ver ambas orejas en el espejo.

Efectos: Extensión de la musculatura lateral del cuello. Movilización de la columna cervical.

Variación 1:   Para aumentar la extensión, se extiende el brazo
                      contrario, oblicuamente hacia abajo.

Indicación: Mantener el tronco recto.

Variación 2:   Para reforzar la variación 1, en la posición inclinada
                      se realizarán pequeños asentimientos con la
                      cabeza.

Posición inicial: Sentado erguido o de pie, una mano rodea la nuca.

Ejercicio: Oponga resistencia en diferentes lugares con su
                      otra mano, p.e. en la frente, encima de la oreja, en
                      la barbilla. Note ahora la tensión de la musculatura
                      de la nuca.

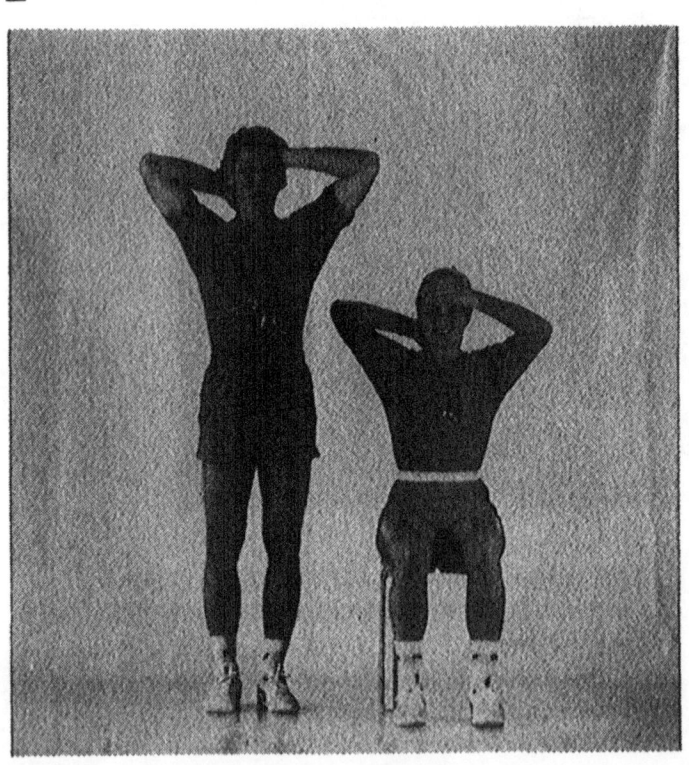

Indicaciones: La cabeza permanece recta. No levante los hombros.

Efectos: Fortalecimiento de la musculatura de nuca y cuello.

Posición inicial: Sentado erguido o de pie, la barbilla inclinada hacia el tórax.

Ejercicio: En esta posición, gire la cabeza lentamente, de tal forma que la oreja derecha e izquierda miren hacia el techo alternativamente.

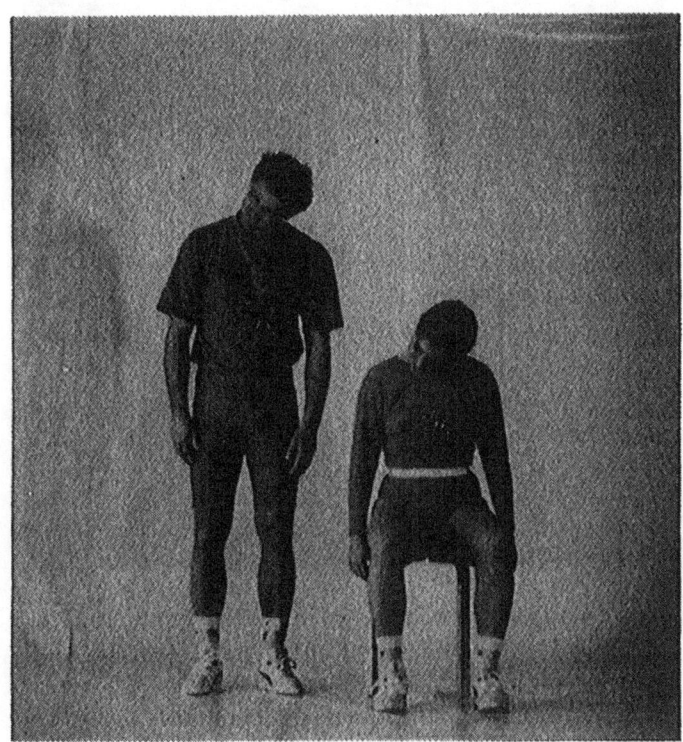

Efectos: Extensión de la musculatura de la nuca. Movilización de la columna cervical.

Posición inicial: Sentado erguido o de pie, barbilla inclinada hacia el tórax.

Ejercicio: Levantar la cabeza en esta posición lentamente, seguidamente desplazar la barbilla hacia adelante y bajarla despacio hacia el pecho.

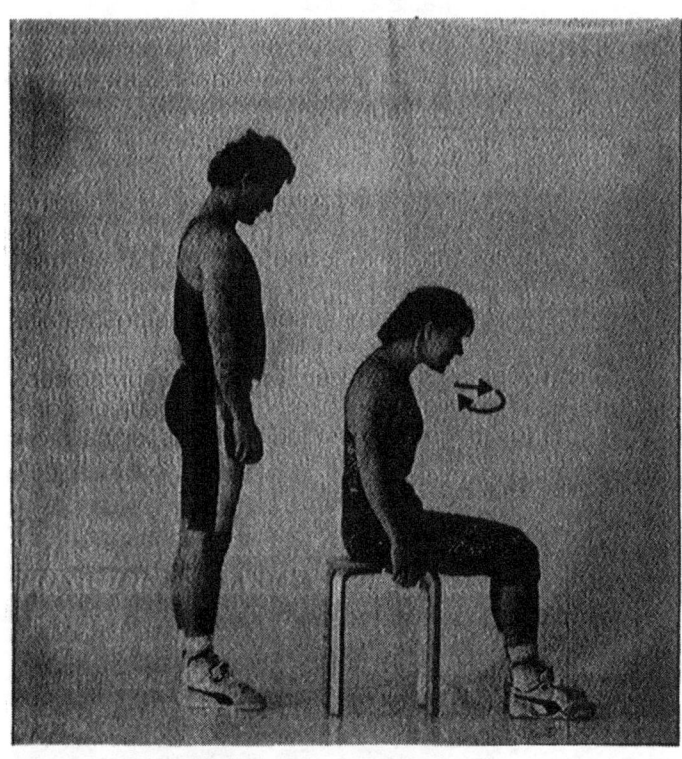

Indicaciones: El movimiento circular de la barbilla también es posible en la dirección contraria. No llevar la cabeza hacia la nuca.

Efectos: Extensión de la musculatura del cuello.

Variación: La barbilla describe semicírculos desde un hombro al otro.

Indicación: No echar la cabeza hacia la nuca.

Efecto: Estiramiento de la musculatura del cuello.

EJERCICIOS PARA ESTABILIZAR LA COLUMNA VERTEBRAL

El siguiente capítulo recoge ejercicios de fortalecimiento, realizados con todo el cuerpo.

Estos ejercicios favorecen o recuperan la estática del cuerpo. Los grupos de músculos en la cara anterior y posterior del cuerpo, particularmente del tronco, deben trabajar al mismo tiempo para mantener el cuerpo estable en las diferentes posiciones de ejercicio. Los siguientes grupos musculares son los que intervienen de forma especial:

– Musculatura abdominal y músculo psoas (cadera-lumbar), en conjunto con la musculatura de las nalgas y de la parte inferior de la espalda y la musculatura crural.

– Musculatura del pecho y musculatura anterior de los hombros, junto con la musculatura posterior de la parte superior de la espalda y de la posterior de los hombros.

No es necesario mencionar los efectos en cada ejercicio, ya que en todos ellos se trata de tensiones en todo el cuerpo.

– Intentar mantener el tronco recto y erguido en todos los ejercicios.

Deben evitarse las siguientes posiciones erróneas:

– La caída de la pelvis causada por una deficiente tensión de la musculatura del abdomen y glúteos, así como el desplazamiento hacia adelante y el redondeamiento de la espalda por falta de tensión en la musculatura superior de espalda y pecho.

Es recomendable iniciar el trabajo con ayuda de un compañero, siendo él quien le indique los errores cometidos a la persona que realiza los ejercicios, hasta que ésta haya adquirido un conocimiento de cómo mantener una buena estática del cuerpo, junto con una correcta posición de la columna vertebral (postura).

En la realización de los ejercicios tenga en cuenta:

Adquiera la posición del ejercicio de forma lenta y regrese lentamente a la posición inicial.

La posición de ejercicio se mantiene al principio durante unos 7 ó 10 segundos (más tarde puede aumentarse a 20 segundos).

Realice los ejercicios de forma exacta y concentrada. Deben evitarse los movimientos que no estén reflejados en el ejercicio. Es preferible que acorte el tiempo de mantenimiento del ejercicio, si por falta de fuerzas no puede adoptar la posición del ejercicio correctamente.

Acuérdese de incluir en el movimiento la cabeza, la cual se considerará una prolongación de la columna.

Cada ejercicio deberá repetirse hasta 3 veces (más tarde hasta 5 veces).

Respire tranquila y acompasadamente.

Para evitar una práctica unilateral, no olvide el cambio de lado de brazos y piernas.

ESTABILIZACIÓN EN POSICIÓN DECÚBITO SUPINO

Flexión de tronco sobre hombros y pies

Posición inicial: Echado sobre la espalda, las piernas están flexionadas y separadas a la altura de las caderas. La columna lumbar está presionada contra el suelo. Los brazos están estirados al lado del cuerpo.

Ejercicio: En primer lugar levantar las nalgas, seguidamente levantar la columna, vértebra por vértebra, hasta que el cuerpo sólo descanse sobre los hombros, los brazos y los pies. Regresar rodando lentamente, vértebra por vértebra, es decir, primero la columna dorsal, después la lumbar y al final la zona glútea.

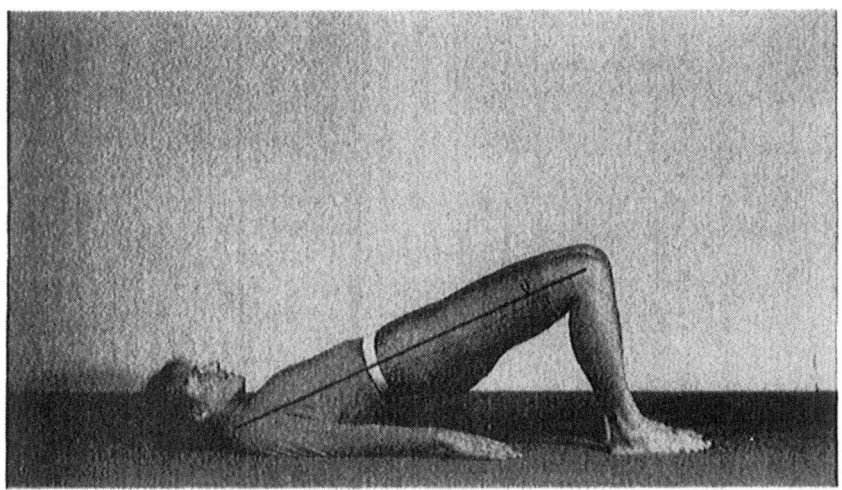

Indicaciones: El cuerpo forma una línea recta desde los hombros hasta las rodillas, es decir, evite la espalda cóncava, pero tampoco baje la pelvis. Poner todo el cuerpo en tensión, especialmente la musculatura del abdomen y glúteos. Dejar los pies sobre el suelo.

Variaciones: Las variaciones son indicadas para los experimentados y pueden mantener la posición del ejercicio durante varios segundos. Los brazos, al aguantar la posición del ejercicio, pueden moverse como se indica seguidamente. Es importante que estén en tensión hasta las puntas de los dedos, como lo está el resto del cuerpo.

1. Mover los brazos lentamente hacia arriba y abajo (uno a uno, juntos, en dirección contraria).
2. Los brazos están estirados perpendicularmente al cuerpo, levantarlos y moverlos lentamente hacia arriba y abajo.
3. Levantar los brazos ligeramente, en una dirección perpendicular al cuerpo o al lado de éste, y hacerlos girar despacio, hacia adentro y hacia afuera.

Flexión de tronco con dificultad

Para experimentados:

Posición inicial: Como el ejercicio "flexión de tronco".

Ejercicio: Cuando se ha adoptado la posición del ejercicio, se levanta una pierna y se extiende como continuación del tronco. Empuje con el talón.

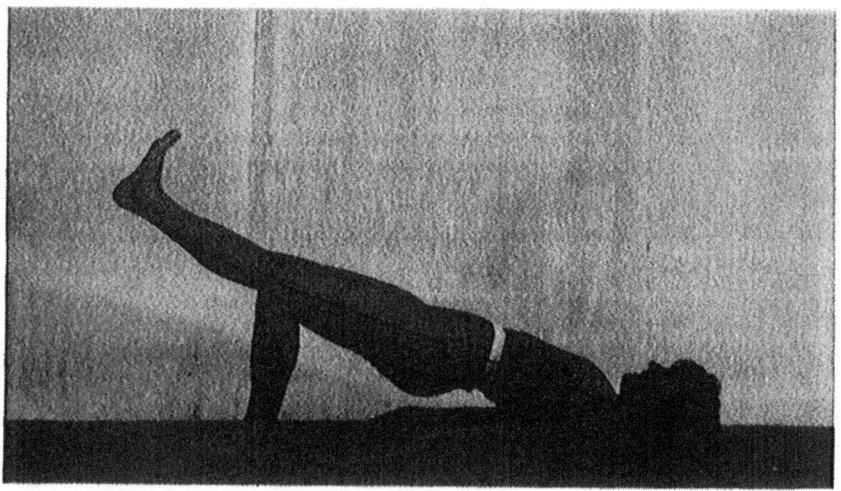

Indicaciones: Poner todo el cuerpo en tensión. Mantener la pelvis estable, no dejar que caiga hacia abajo (es decir, tensar la musculatura del abdomen y glúteos). El cuerpo forma una línea desde la cabeza hasta la pierna levantada.

Variación 1:   Flexión y extensión del pie de la pierna levantada o hacer que gire.

Variación 2:   Mover la pierna extendida lentamente hacia arriba y hacia abajo.

Variación 3:   Hacer girar la pierna levantada, hacia adentro y hacia afuera, mientras la punta del pie indica continuamente hacia el techo de la habitación.

Variación 4:   Mover la pierna levantada hacia afuera. En el retorno, la punta del pie mira constantemente hacia el techo de la habitación.

Indicaciones: Realización lenta y mínima del movimiento. mantener la pelvis estable.

Flexión de tronco sobre los antebrazos

Posición inicial: Echado sobre la espalda, los pies están separados a la altura de las caderas. Los antebrazos están sobre el suelo y soportan el cuello.

Ejercicio: Tensar la musculatura del abdomen y glúteos, separar las nalgas del suelo de tal forma que el tronco solamente descanse sobre los pies y los antebrazos.

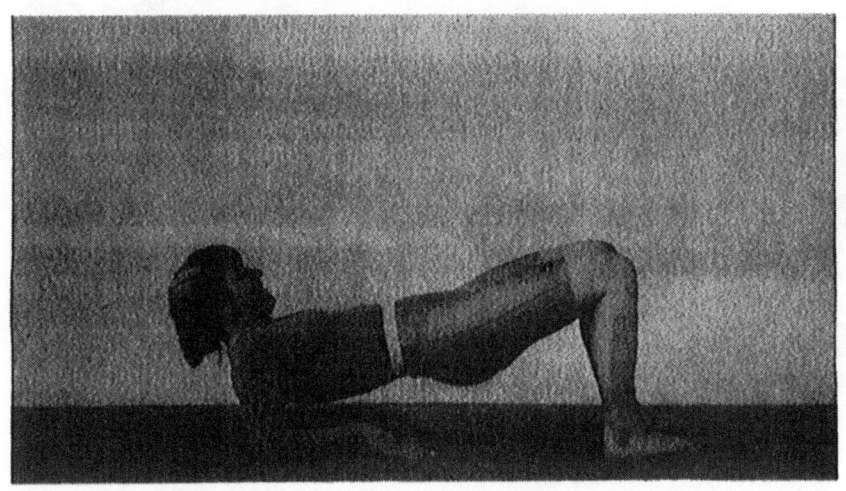

Indicaciones: El cuerpo forma una línea desde los hombros hasta las rodillas. Mantener los hombros y la pelvis estables, es decir, no permitir que caigan.

Flexión de tronco sobre los antebrazos con dificultad

Para experimentados:

Posición inicial y ejercicio: Como "flexión de tronco sobre los antebrazos". En cuanto se haya adaptado a la posición del ejercicio, se extienda una pierna como continuación del tronco. Empuje con el talón.

■

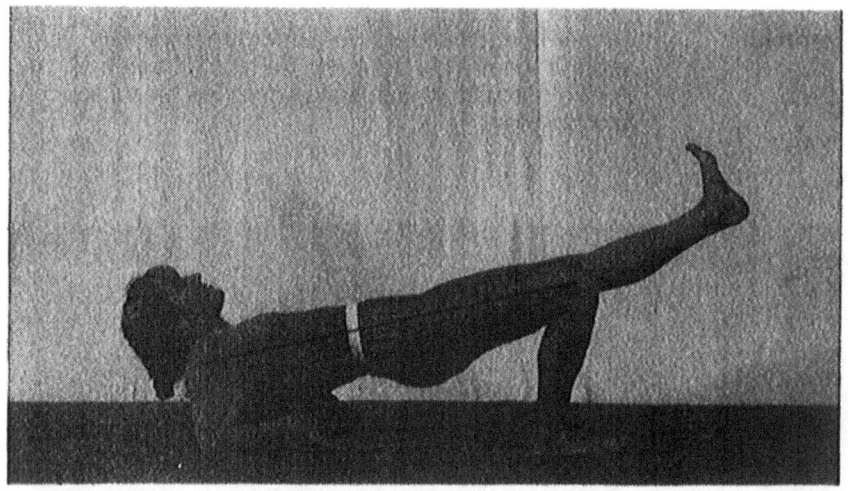

Indicaciones: No dejar caer la pelvis y el eje de los hombros. El cuerpo forma una línea desde los hombros hasta el pie.

Variación 1: Mover la pierna levantada y estirada ligeramente hacia arriba y abajo. No dejar caer la pelvis.

Variación 2:   La pierna levantada es, alternativamente, flexionada y extendida.

Flexión de tronco sobre las manos

Posición inicial: Las piernas están flexionadas y separadas a la altura de las caderas. Las manos están apoyadas sobre el suelo, al lado de las nalgas.

Ejercicio: Tensar la musculatura del abdomen y glúteos, y levantar las nalgas hasta la horizontal.

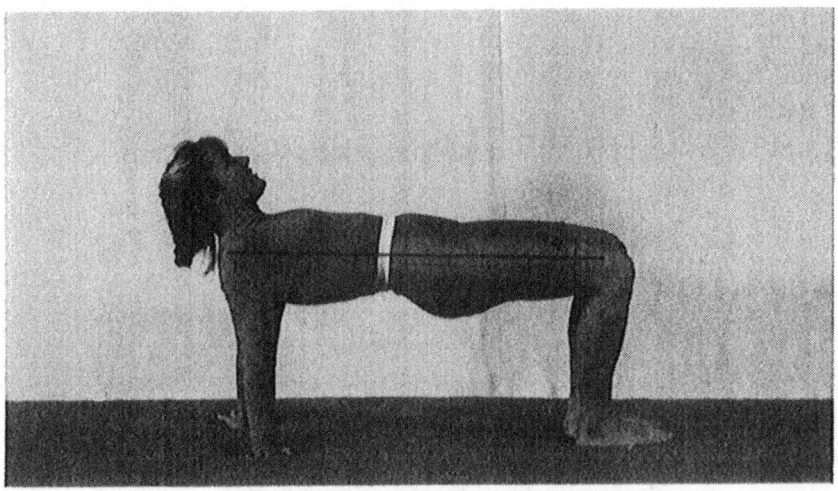

Indicaciones: El cuerpo forma una línea desde los hombros hasta las rodillas. No bajar el eje de los hombros y la pelvis. Los brazos y las pantorrillas están verticales.

Flexión de tronco sobre las manos con dificultad

Para experimentados:

Posición inicial y ejercicio: Como en "flexión de tronco sobre las manos", si se ha adoptado la posición de ejercicio, se estira una pierna como continuación del tronco. Empuje con el balón.

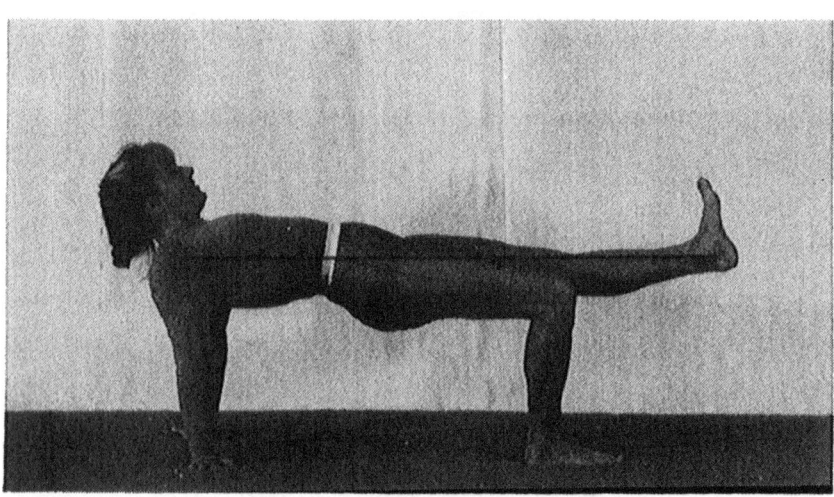

Indicación: Levantar la pierna como máximo hasta la horizontal, pero no permitir que caigan el eje de los hombros y la pelvis.

Variaciones: Cuando se haya adoptado la posición de ejercicio arriba indicada, puede moverse la pierna levantada.

Flexión sobre hombros y talones, flexión sencilla sobre hombros y talones

Posición inicial: Echado sobre la espalda, piernas estiradas, separadas a la altura de las caderas. Brazos al lado del cuerpo.

Ejercicio: Poner en tensión todo el cuerpo, con ello separar las nalgas del suelo. En esta posición de ejercicio, solamente los brazos y los hombros quedan sobre la superficie de apoyo.

■

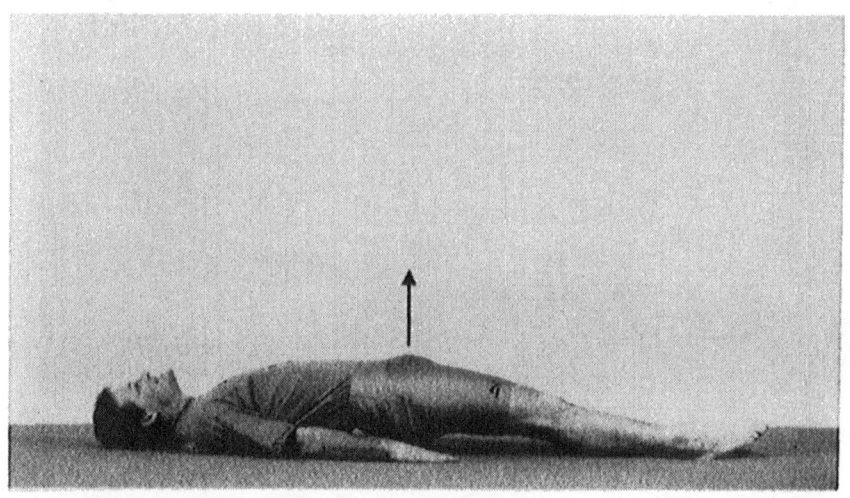

Indicación: El cuerpo parece un puente.

Variaciones: Cuando se haya adoptado la posición de ejercicio arriba indicada, pueden moverse los brazos como en las variaciones 1 a 3 de la página 217.

Flexión sobre hombros y talones con dificultad

Para experimentados:

**Posición inicial
y ejercicio:**   Como en "flexión sencilla sobre hombros y
                   talones". Cuando se haya adoptado la posición de
                   ejercicio, se levanta una pierna ligeramente del
                   suelo.

■

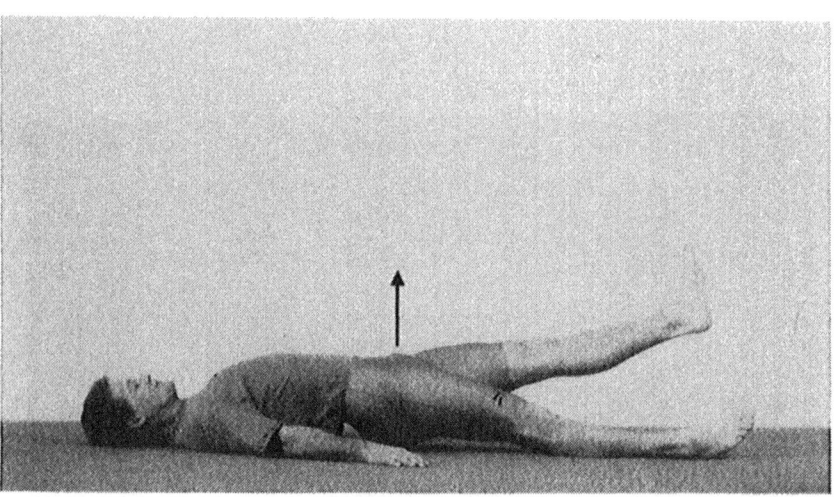

Indicación: Mantener todo el cuerpo en tensión.

Flexión boca arriba, flexión boca arriba sobre los antebrazos

Posición inicial: Echado sobre la espalda, el tronco descansa sobre los antebrazos, las piernas están estiradas y separadas a la altura de las caderas.

Ejercicio: Tensar la musculatura del abdomen y glúteos, levantar las nalgas del suelo. El cuerpo descansa ahora sobre los antebrazos y los talones.

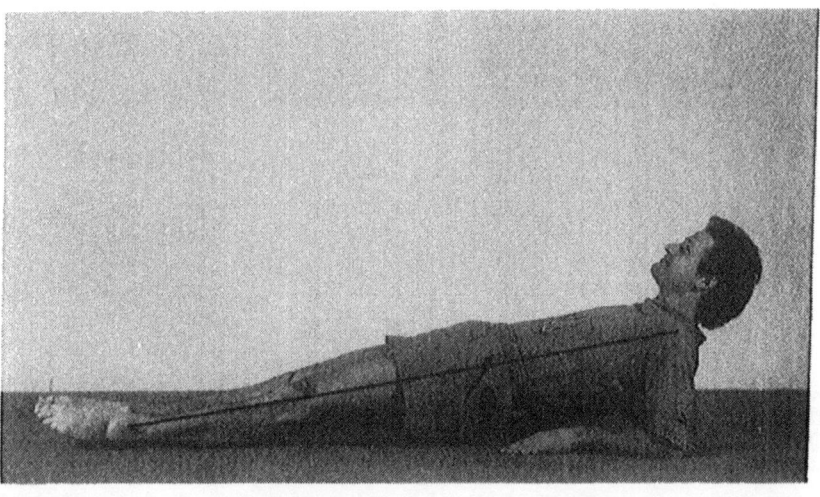

Indicación: El cuerpo forma una línea desde los hombros hasta los talones. No permitir que el eje de los hombros y la pelvis caigan. Mantener todo el cuerpo en tensión.

Flexión boca arriba sobre los antebrazos con dificultad

Para experimentados:

Posición inicial   Como en "flexión boca arriba".
y ejercicio: Si se ha adoptado la posición de ejercicio, se
                       separa una pierna ligeramente del suelo y se
                       mantiene así.

■

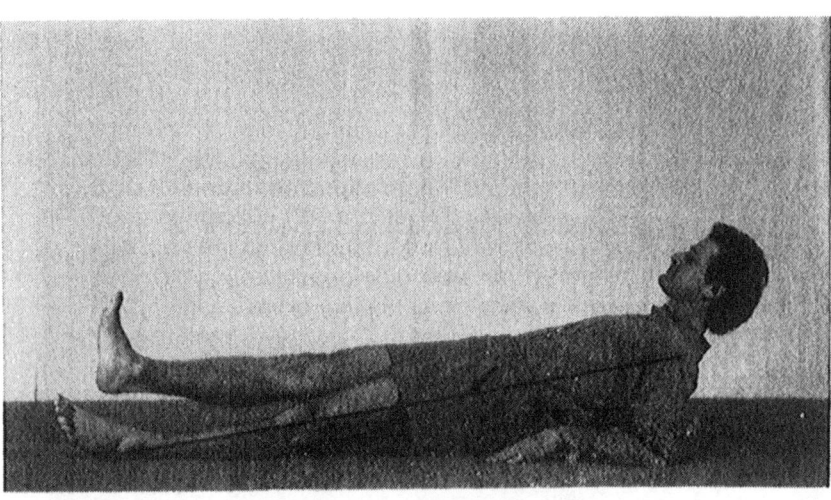

Indicación: Mantener todo el cuerpo tenso como una tabla. Al
                       levantar la pierna, evitar que caigan la pelvis y los
                       hombros.

Variación 1:   La pierna extendida y levantada se mueve lentamente hacia arriba y abajo, sin que por ello caiga la pelvis.

Variación 2:   La pierna extendida y levantada es movida lentamente hacia afuera y llevada de nuevo a la posición inicial.

Variación 3:   La pierna extendida y levantada describe pequeños círculos hacia adentro y afuera.

Variación 4:   La pierna levantada es flexionada y extendida lentamente.

Indicaciones: Mantener los hombros y las caderas estables, evitar que caigan hacia abajo. Realización mínima, lenta y controlada del movimiento.

Flexión boca arriba

Posición inicial:	Sentado con piernas extendidas, separadas a la altura de la cadera, las manos están apoyadas sobre el suelo al lado de las nalgas, las puntas de los dedos indican hacia adelante.
Ejercicio:	Tensar la musculatura del abdomen, glúteos y omóplatos, separar las nalgas del suelo, de tal forma que el cuerpo solamente descanse sobre las manos y los talones.

■

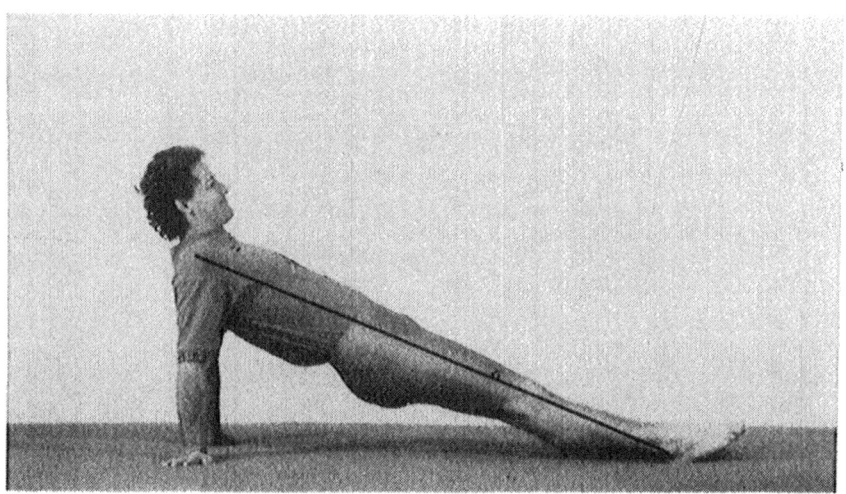

Indicaciones:	El cuerpo forma una línea desde los hombros hasta los pies, está en tensión como una tabla. No permitir que caigan los hombros y la pelvis. Flexionar los codos ligeramente.

Flexión boca arriba con dificultad

Para experimentados: Posición inicial y ejercicio como en "flexión boca arriba". Si se ha adoptado la posición de ejercicio, se separa una pierna ligeramente del suelo y se mantiene así.

Indicaciones: Mantener todo el cuerpo en tensión. Al levantar la pierna no dejar caer la pelvis y el eje de los hombros.

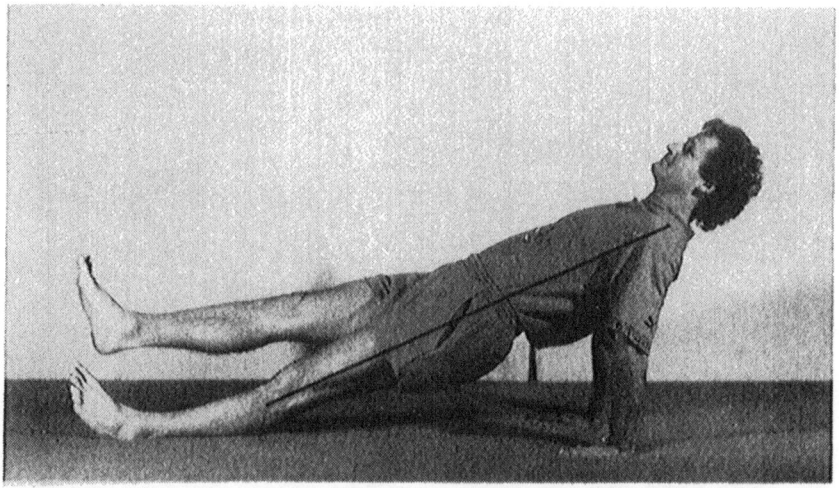

Variación: Los experimentados que sean capaces de mantener esta posición de ejercicio durante unos segundos, pueden utilizar las variaciones 1 a 4, descritas en la página 227.

ESTABILIZACIÓN EN DECÚBITO PRONO

Flexión boca abajo, flexión boca abajo sobre los antebrazos

Posición inicial: Echado boca abajo, el cuerpo descansa sobre los antebrazos apoyados sobre el suelo. Las piernas están separadas a la altura de las caderas, las puntas de los pies levantadas.

Ejercicio: Tensar la musculatura del abdomen, glúteos y hombros, separar del suelo la parte anterior del tronco, de tal forma que el cuerpo descanse sobre los antebrazos y los dedos de los pies.

■

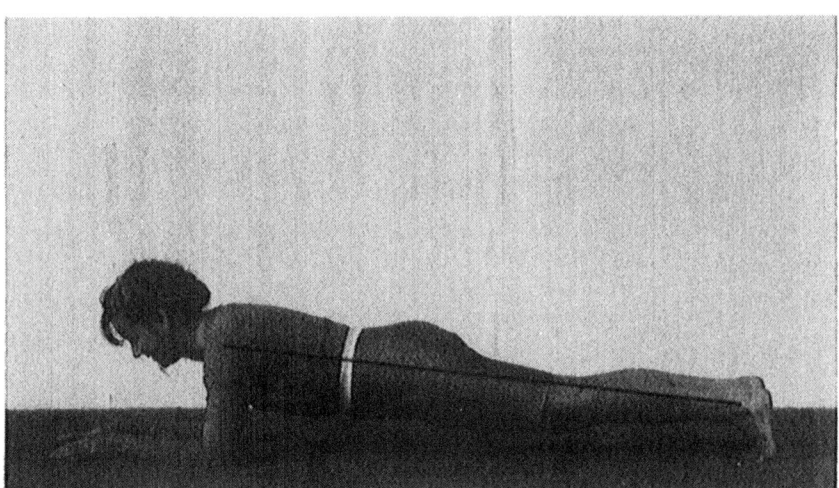

Indicaciones: El cuerpo forma una línea desde los hombros hasta los pies. Evitar que caigan la pelvis y el eje de los hombros.

Flexión boca abajo con dificultad, sobre los antebrazos

Para experimentados: Posición inicial y ejercicio como en el ejercicio "flexión boca abajo". Si se ha adoptado la posición de ejercicio, se separa una pierna ligeramente del suelo y se mantiene así, empuje con el talón.

■

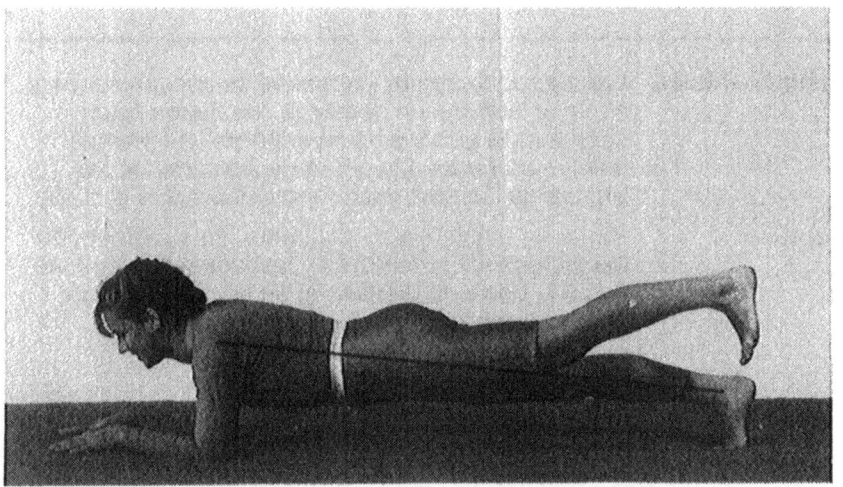

Indicaciones: Al levantar la pierna no dejar caer la pelvis y el eje de los hombros. Quienes tienen práctica y pueden mantener esta posición durante unos segundos, pueden realizar las siguientes variaciones:

Variación 1: La pierna levantada y extendida es movida lentamente hacia arriba y abajo. Empuje con el talón.

Variación 2: La pierna levantada y extendida es movida hacia afuera y de vuelta. La punta del pie mira hacia abajo. Empuje con el talón.

Variación 3: La pierna levantada y extendida describe lentamente pequeños círculos, hacia adentro y afuera. La punta del pie mira hacia abajo.

Variación 4:   La pierna levantada es flexionada y extendida
                     lentamente, no girar la pierna.

Indicaciones: Mantener todo el cuerpo tensado como una tabla.
                     Durante el movimiento con la pierna, no dejar caer
                     la pelvis y los hombros. Realización mínima, lenta y
                     controlada del movimiento.

Flexión boca abajo

Posición inicial: Echado boca abajo, las manos se apoyan sobre el
                        suelo al lado de los hombros, los dedos están
                        ligeramente girados hacia adentro. Las piernas
                        están separadas a la altura de las caderas, las
                        puntas de los pies están apoyadas sobre el suelo.

Ejercicio: Poner en tensión la musculatura del abdomen, de
                        los glúteos y los hombros y levantarse lentamente
                        hacia la posición de flexión, en la cual el cuerpo
                        sólo es soportado por manos y pies.

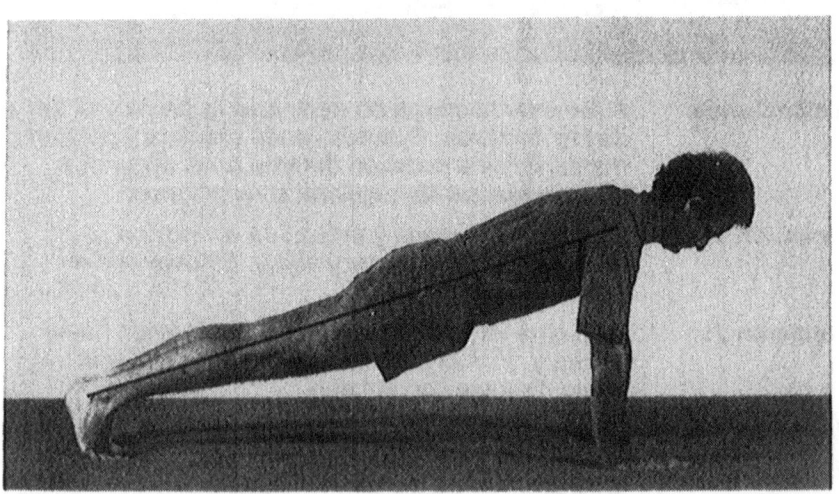

Indicaciones: Mantener todo el cuerpo tenso como una tabla, de tal forma que forme una línea desde los hombros hasta los pies.

Flexión boca abajo con dificultad

Para experimentados: Posición inicial y ejercicio como en "flexión boca abajo". Cuando se haya adoptado la posición de ejercicio, se separa una pierna ligeramente del suelo y se sostiene así. Empuje con el talón.

■

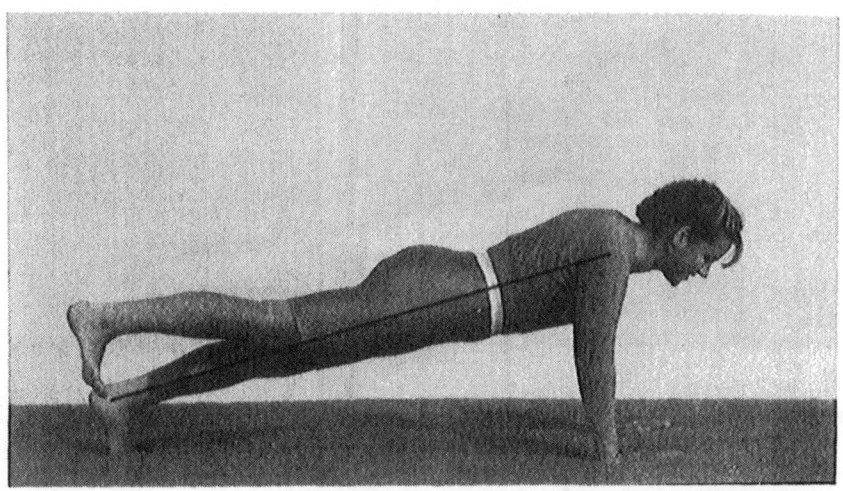

Indicaciones: Al levantar la pierna, no dejar que los hombros y la pelvis caigan.

Variación: Quienes tengan práctica pueden mover la pierna levantada de la forma que se especifica en las páginas 233-234.

Además es posible la siguiente variante:
Flexionar la pierna levantada debajo del cuerpo y volverla a extender.

Flexión boca abajo con dificultad, sobre una mano

Para experimentados: Posición inicial y ejercicio como en "flexión boca abajo con dificultad". Cuando se haya adoptado la posición del ejercicio, se extiende una mano hacia adelante como prolongación del tronco.

■

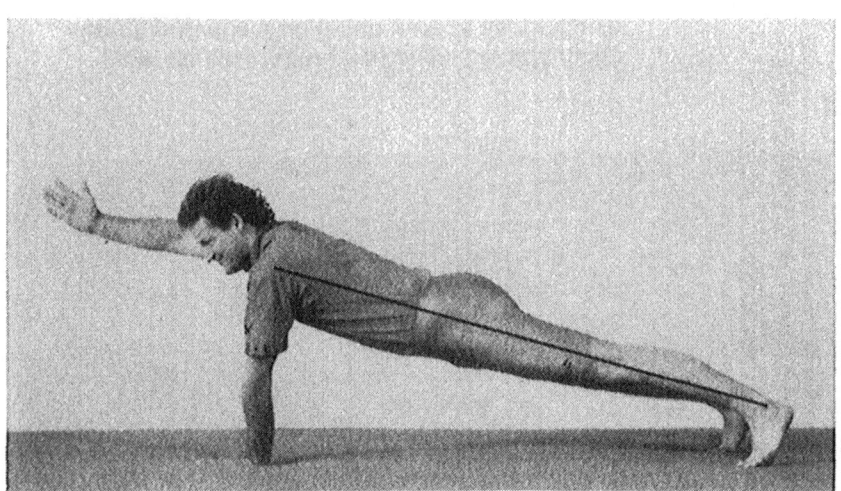

Indicaciones: Para facilitarlo se coloca la mano de apoyo directamente debajo del tronco. Tensar el cuerpo como una tabla para poder mantener el equilibrio.

ESTABILIZACIÓN EN DECÚBITO LATERAL

Flexión de costado sobre el antebrazo

Posición inicial: Echado de costado, el tronco descansa sobre el antebrazo flexionado. La pierna superior está ligeramente adelantada con respecto a la inferior.

Ejercicio: Poner todo el cuerpo en tensión y elevarse lentamente hacia la flexión sobre el antebrazo, que junto con los pies soportará el peso de todo el cuerpo.

■

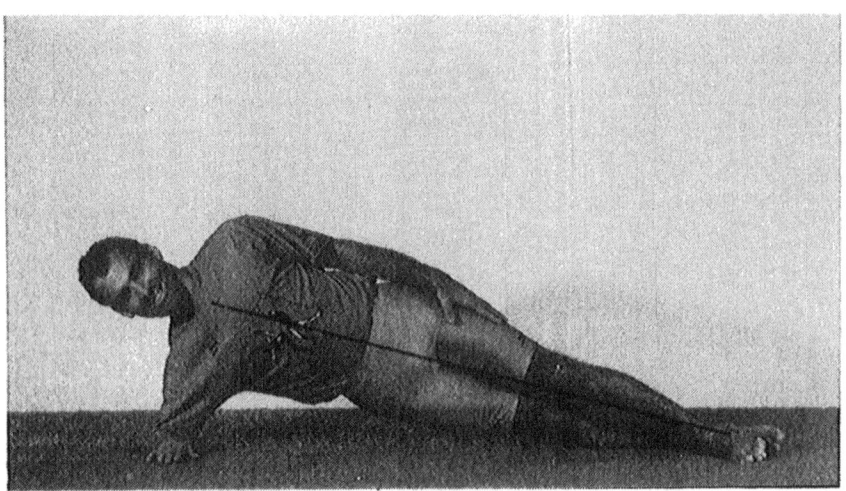

Indicaciones: Tensar el cuerpo como una tabla para así mantener el equilibrio. No dejar caer la pelvis y el eje de los hombros. Tirar de los omóplatos hacia la columna vertebral. El brazo de apoyo está prácticamente vertical.

Variaciones para experimentados que son capaces de mantener esta posición de ejercicio durante varios segundos:

1. Extender el brazo superior hacia arriba como prolongación del tronco.
2. La pierna superior se levanta ligeramente de lado y se mantiene así. La punta del pie mira hacia adelante y empuja con el talón.
3. La pierna levantada asciende y desciende lentamente en decúbito lateral.
4. El pie de la pierna levantada toca el suelo delante y detrás del pie de apoyo. No girar la cadera con este movimiento.
5. La pierna superior describe pequeños círculos, hacia adelante y atrás. La punta del pie mira constantemente hacia adelante.No girar la cadera.
6. La pierna superior levantada es flexionada y extendida de nuevo lentamente.

Indicaciones: Durante el movimiento con la pierna, la pelvis permanece inmóvil. Realización mínima lenta y controlada del movimiento. El eje de los hombros y la pelvis no deben caer.

Flexión de costado sobre la palma de la mano

Posición inicial: Echado de costado, la mano inferior se apoya verticalmente sobre el suelo. La pierna superior está ligeramente adelantada con respecto a la inferior.

Ejercicio: Tensar todo el cuerpo y levantarse lentamente hasta conseguir la flexión de costado, de tal forma que el cuerpo se aguante solamente sobre la mano y los pies.

■

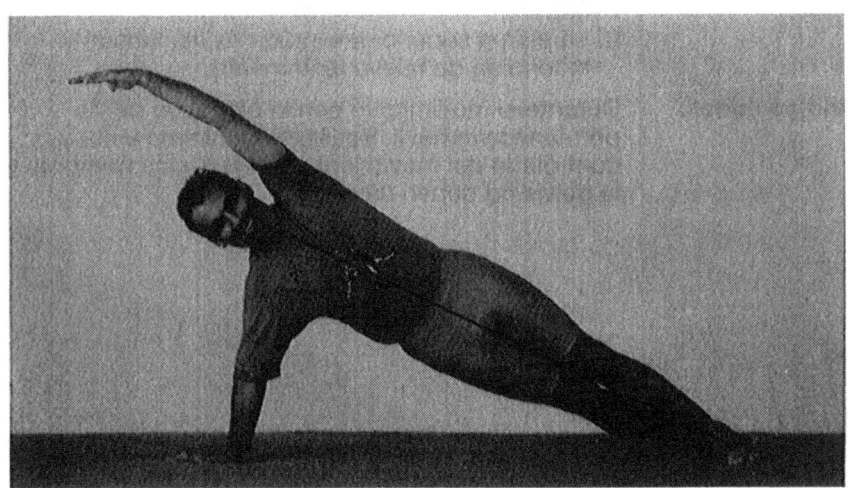

Indicaciones: El cuerpo forma una línea desde la cabeza hasta los pies. El brazo superior puede extenderse como continuación del tronco. Evitar que los hombros y la pelvis caigan.

Variaciones para experimentados: Los que tengan práctica y puedan mantener la posición de ejercicio durante algunos segundos pueden utilizar las variaciones explicadas en "flexión de costado sobre el antebrazo", de la 2 a la 6.

Combinación de ejercicios

Se pueden combinar muchos de los ejercicios que aparecen en este capítulo, si se realizan uno tras otro girando sobre el eje longitudinal del cuerpo.

La siguiente serie de fotos puede servir de ejemplo, teniendo en cuenta que solamente se da una posibilidad entre las muchas variantes existentes.

Posición inicial: – Flexión boca abajo, levantar la pierna.

■

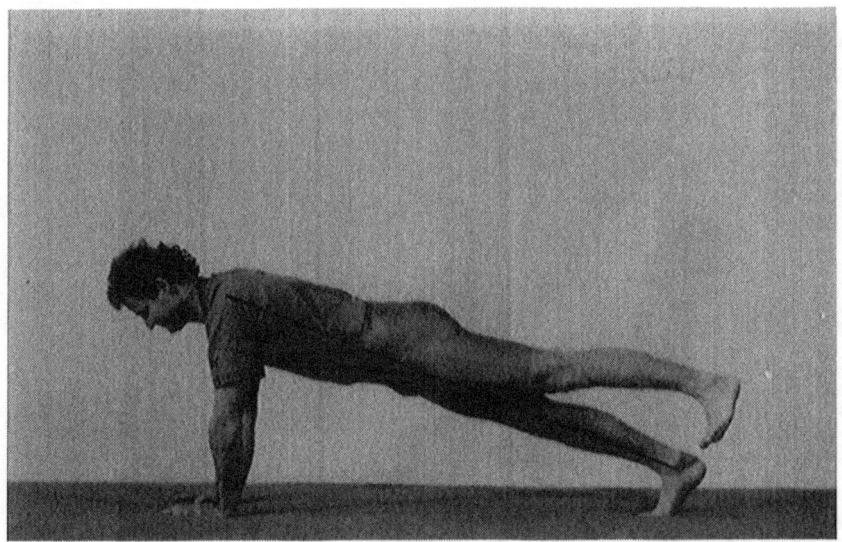

– 1/4 de giro hacia la flexión de costado.

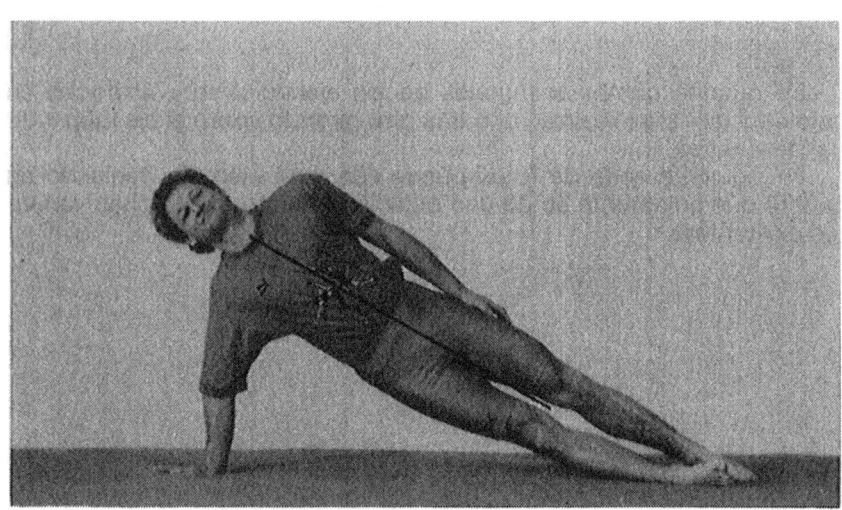

– 1/4 de giro hacia la flexión boca arriba.

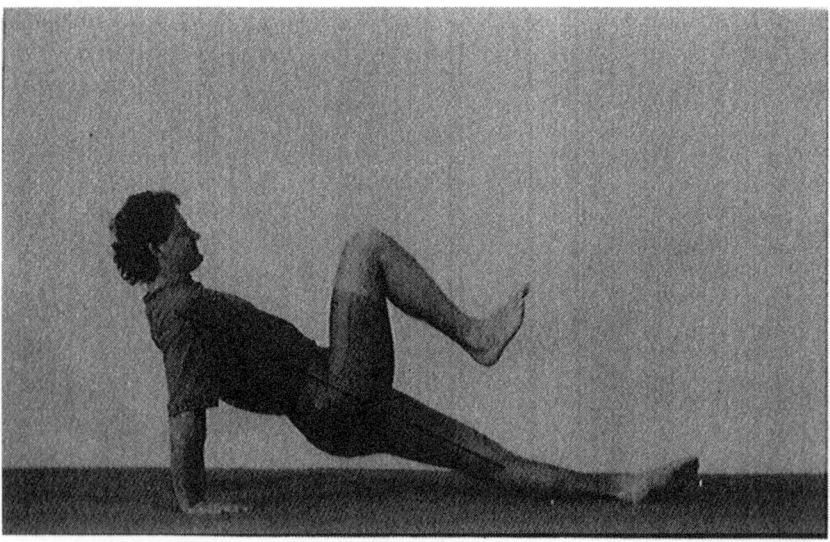

– Al flexionar y extender, otro cuarto de giro hacia
la flexión de costado.

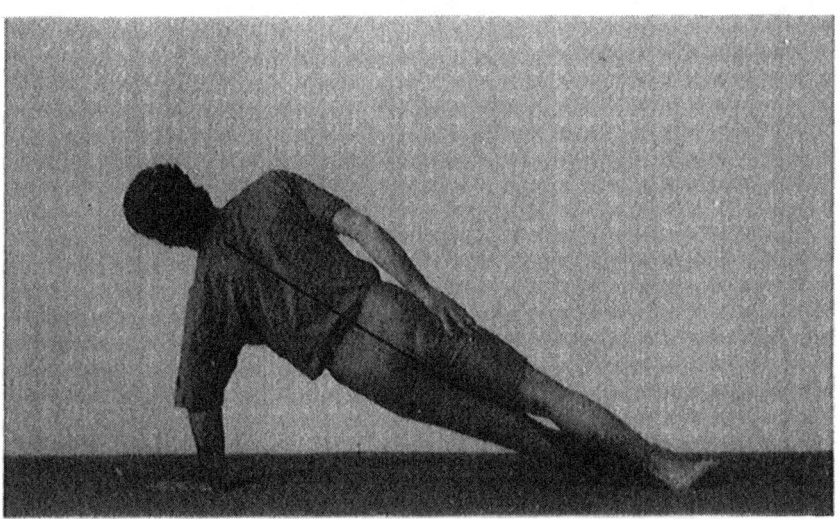

– Mover la pierna superior hacia arriba y abajo.
– Seguir girando hacia la flexión boca abajo.

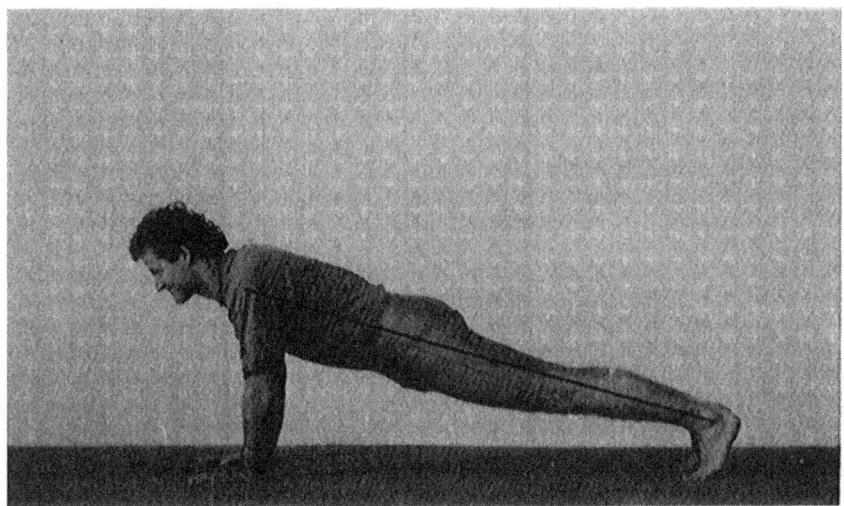

CONSEJOS SOBRE LA COLUMNA VERTEBRAL EN LA VIDA COTIDIANA

ACTIVIDADES DEL CUIDADO DE LA CASA

En el trabajo doméstico no siempre es fácil adoptar una postura que preserve la espalda.

Sin embargo, si sigue los consejos que a continuación se imparten, puede proteger su espalda de esfuerzos erróneos. Toda actividad, se realice de pie o sentado, deberá ser efectuada con la espalda lo más recta posible. Aprenda a observarse a sí mismo y consecuentemente controle y corrija su postura.

Pasar el aspirador

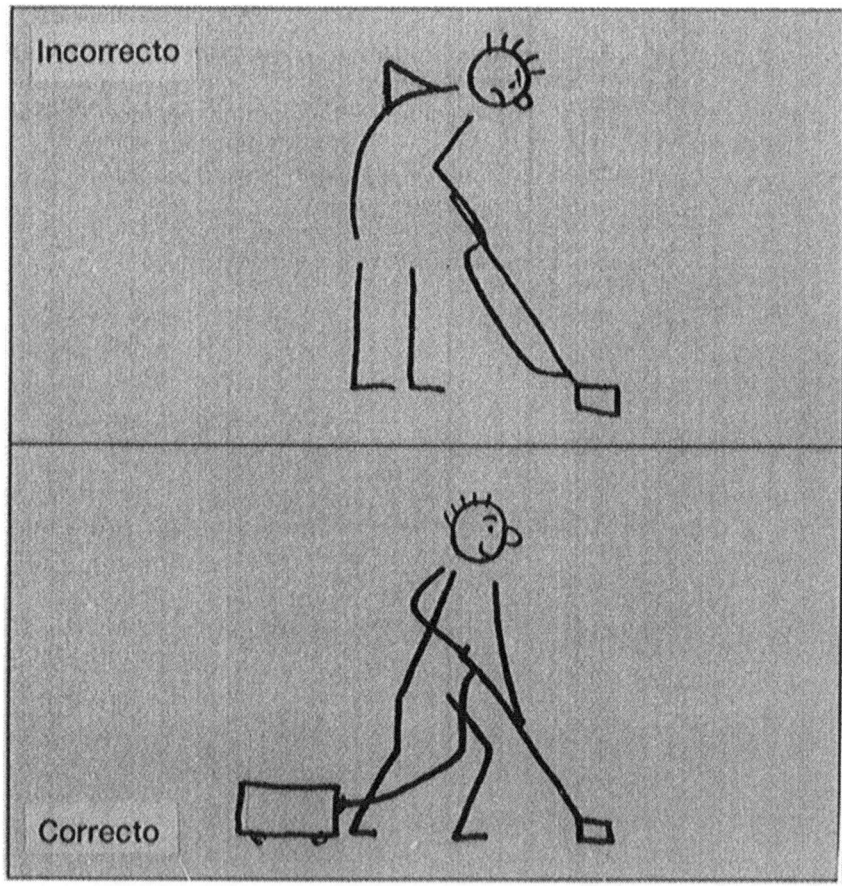

Utilice un aspirador con un tubo largo de aspiración, que haga posible realizar el trabajo erguido.

Póngase en posición de paso y traslade el peso a la pierna anterior flexionada.

Al aspirar debajo de la cama y el armario, arrodíllese.

Planchar

Para este trabajo, elija una tabla de planchar a la que pueda ajustársele la altura, de modo que pueda estar erguido.

Para mayor alivio, coloque los pies alternativamente sobre un pequeño escabel.

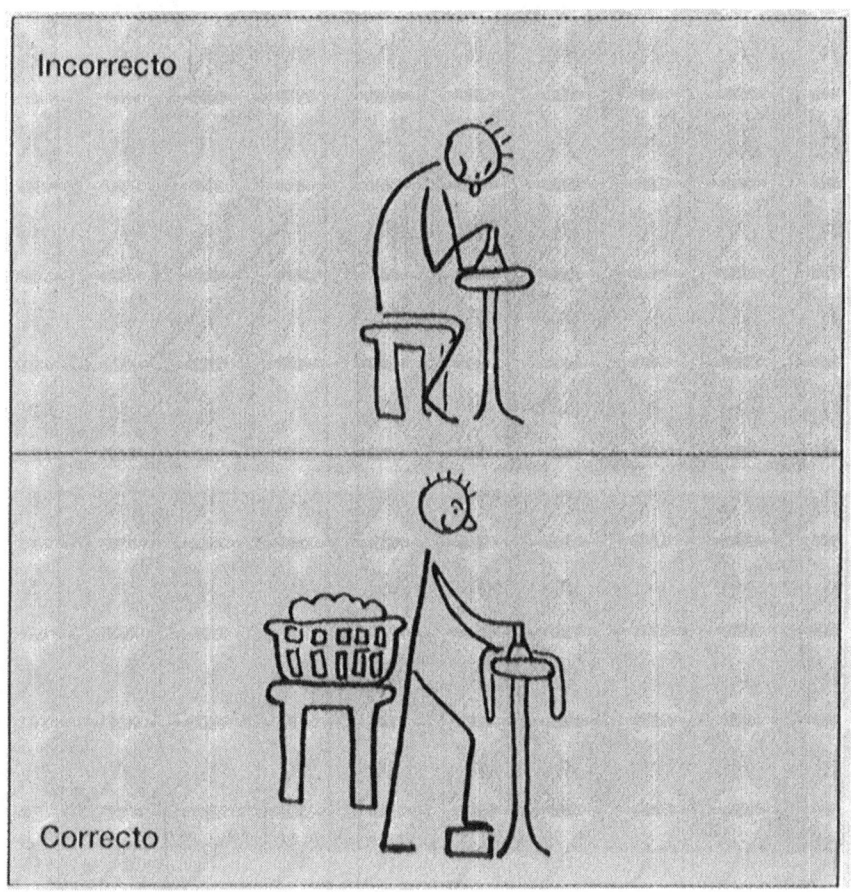

Si prefiere planchar sentado, cuide de mantener la espalda recta. La cesta de la ropa no se pone en el suelo, sino sobre un taburete a una altura fácilmente accesible, para sí evitar agacharse constantemente.

Fregar y barrer

Para fregar el suelo y barrer es válido el mismo consejo.

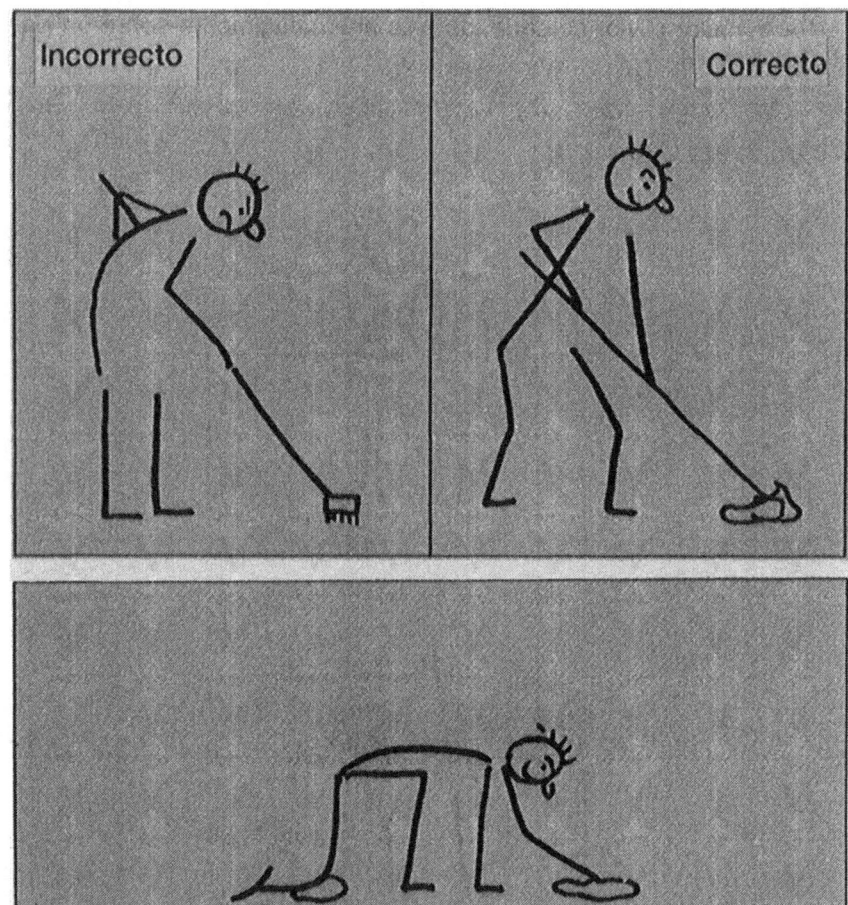

También los trabajos de limpieza en el suelo es mejor realizarlos arrodillándose sobre una pierna y apoyándose en el suelo con la mano

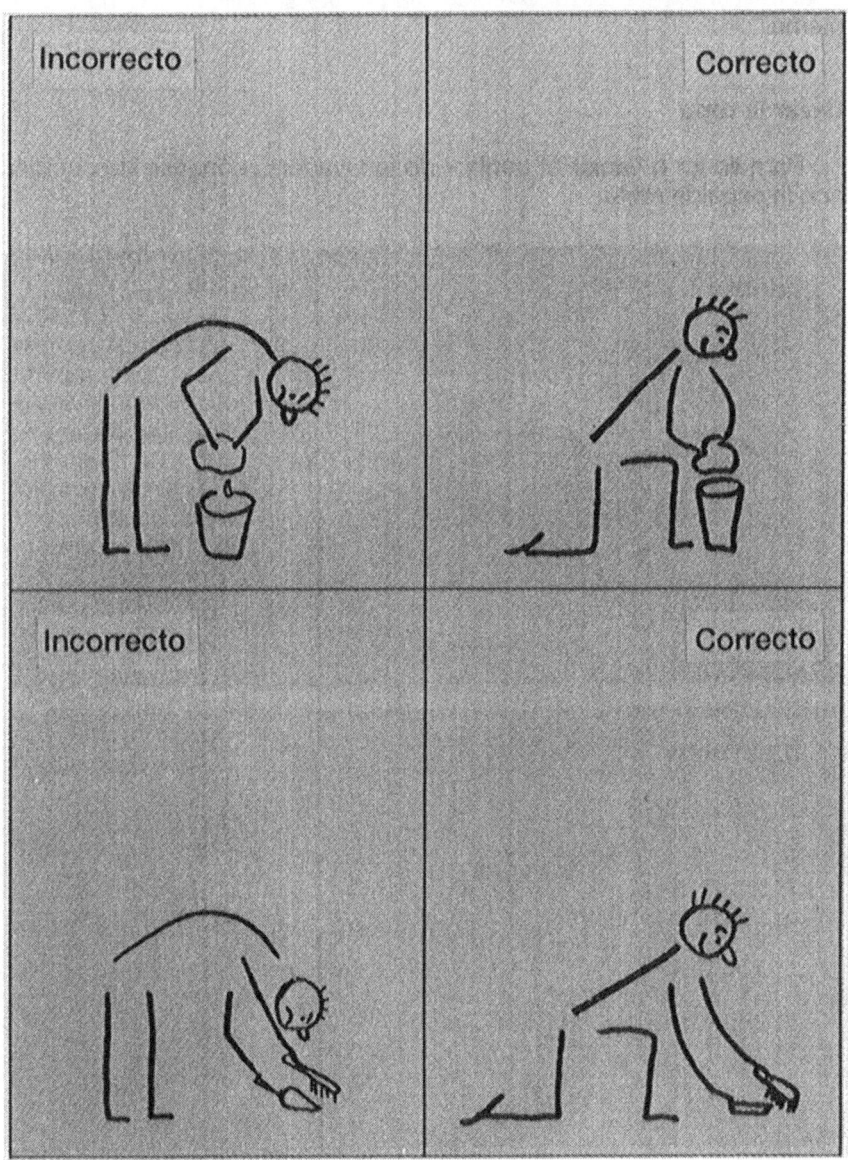

que le quede libre. Colocar un cojín debajo de la rodilla puede ser de gran ayuda.

Al utilizar el recogedor o escurrir la bayeta arrodíllese alternando la pierna.

Lavar la ropa

Para llenar o vaciar el tambor de la lavadora, póngase de cuclillas con la espalda recta.

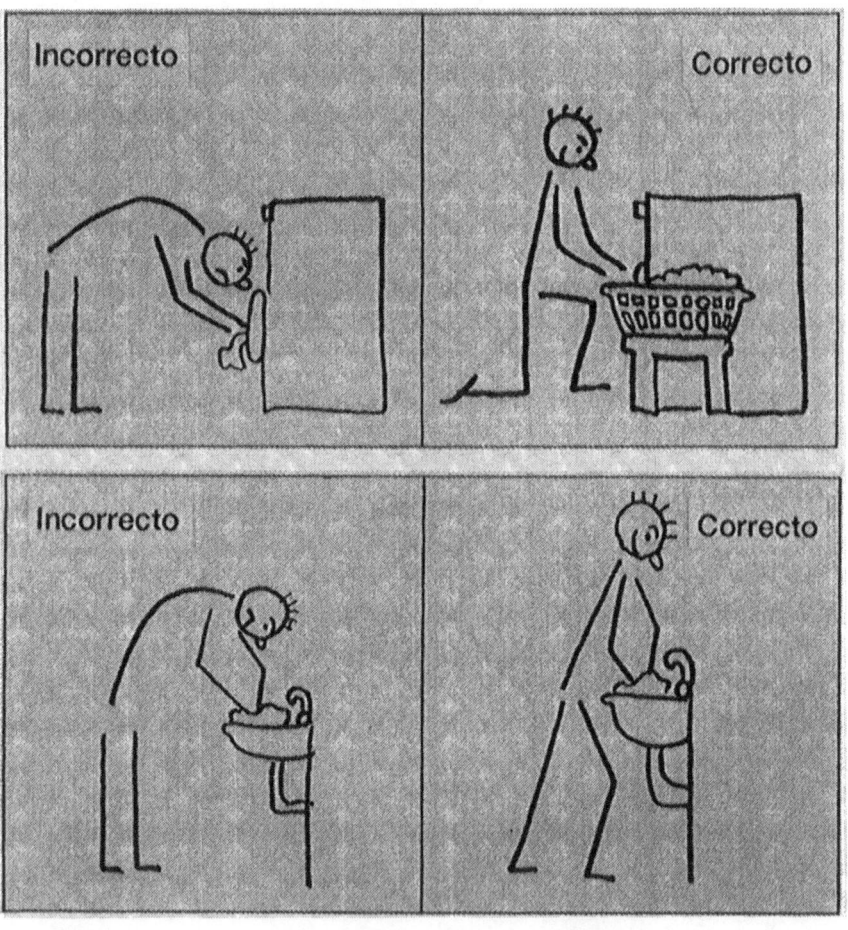

Al lavar en el lavamanos, no esté delante de él con piernas estiradas y espalda redondeada, sino que traslade el peso sobre la pierna delantera flexionada, de tal forma que su espalda permanezca recta.

A la espalda siempre se le exige un gran esfuerzo cuando levanta un gran peso del suelo. Por ello es conveniente colocar el cesto de la ropa sobre un taburete. De esa forma es más fácil levantar y cargar la ropa mojada.

Al colgar la ropa también es mejor colocar la cesta sobre un taburete. Así no tiene que agacharse a coger cada pieza de ropa.

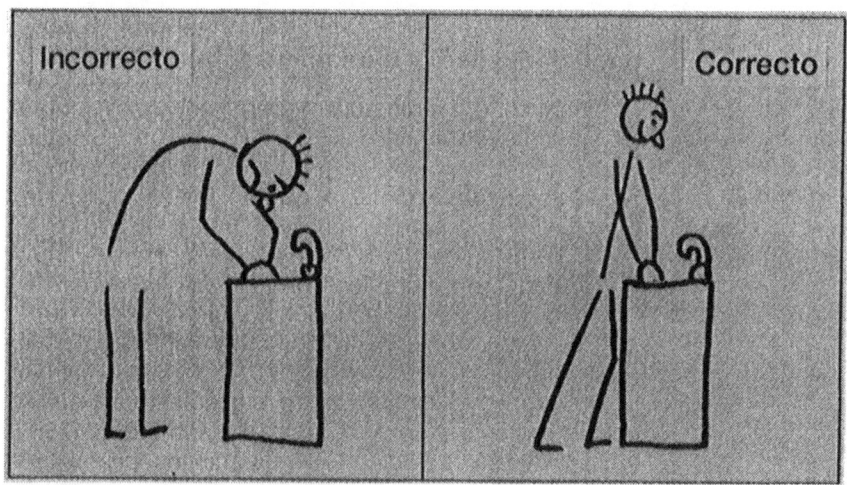

Fregar los platos y cuidado corporal

La mayoría de los lugares de trabajo en las cocinas no tienen la altura requerida para que se pueda trabajar erguido.

Ayúdese colocándose de nuevo en la posición de paso y, al lavar los platos, apoyándose con la pelvis en el fregadero, de tal forma que su espalda permanezca recta.

Si tiene un lavavajillas, acuérdese siempre de mantener su tronco recto al llenarlo y vaciarlo.

En el cuidado corporal diario, como cepillarse los dientes o lavarse el pelo también puede cuidar de adoptar una postura sana. No tiene por qué cepillarse los dientes con las piernas estiradas y la espalda en arco. Es más agradable para la columna cuando flexiona la pierna anterior en la posición de paso y se inclina hacia adelante con el cuerpo recto.

Sobre todo evitar lavarse el pelo en el lavamanos o en la bañera con la cabeza hacia adelante. El esfuerzo es demasiado grande para la espalda.

Ir a la compra

Es muy perjudicial cargar la columna unilateralmente con un peso, como sería llevando una bolsa de gran tamaño. Reparta sus compras

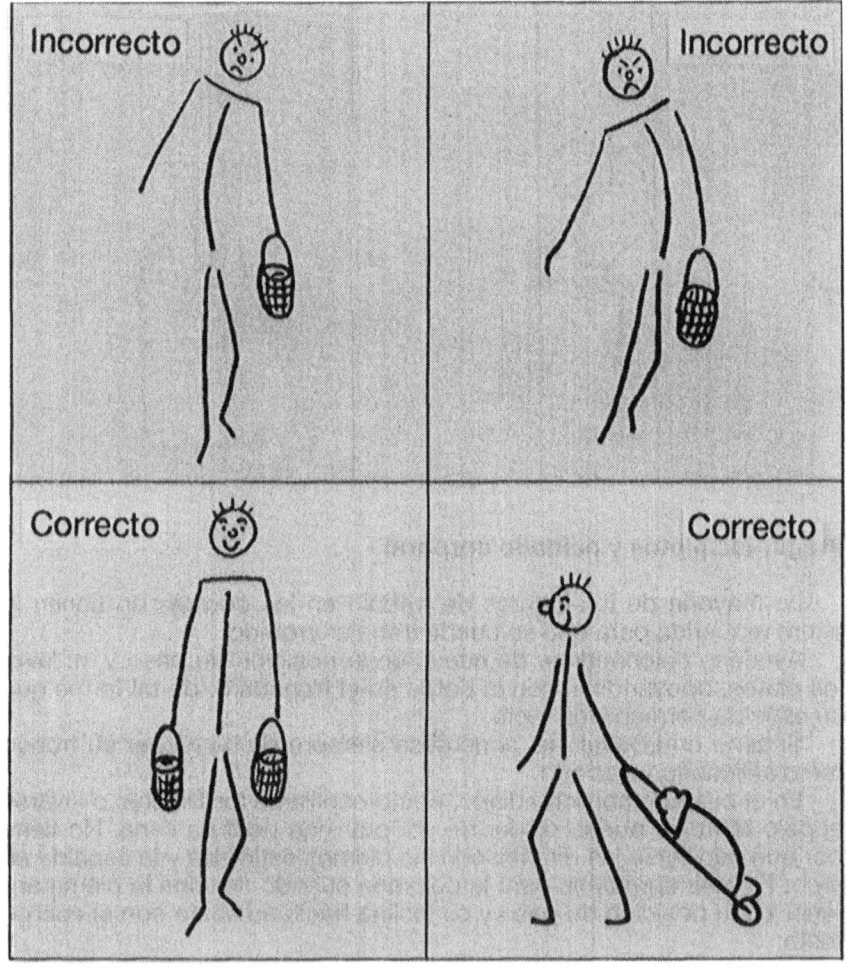

proporcionalmente en dos bolsas. Una mochila es de gran ayuda. Si cuida de varias personas en la casa, es mejor utilizar un carrito de la compra que pueda empujar y tirar casi sin esfuerzo.

Trabajos de jardinería

Trabajar en el jardín al aire libre puede ser un buen entrenamiento físico siempre y cuando también aquí conserve una actitud que no sea perjudicial para su espalda.

El trabajo realizado de pie (cavar, rastrillar, barrer las hojas, etc.) hágalo con la espalda recta en la posición de paso.

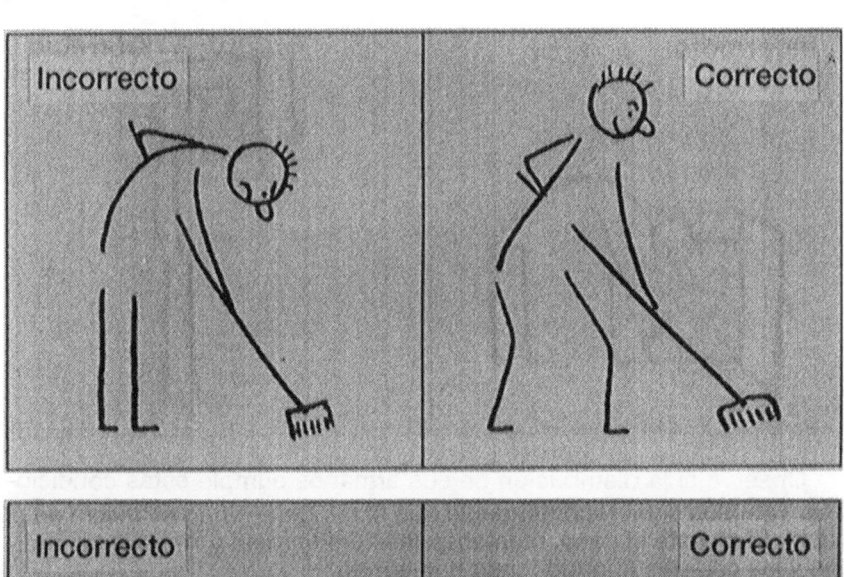

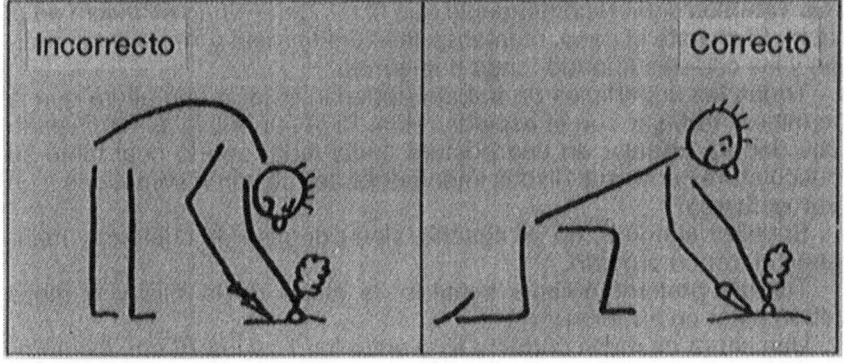

En los trabajos que deban ser realizados sobre el suelo (extraer hierbas, sembrar, etc.), arrodíllese alternando la rodilla o póngase de cuclillas con la espalda recta.

MOBILIARIO PRÁCTICO

La distribución de la cocina

Los utensilios de uso frecuente, tales como cacerolas, fuentes, platos y tazas, se guardarán a una altura de fácil alcance. Con ella se evita el tener que agacharse.

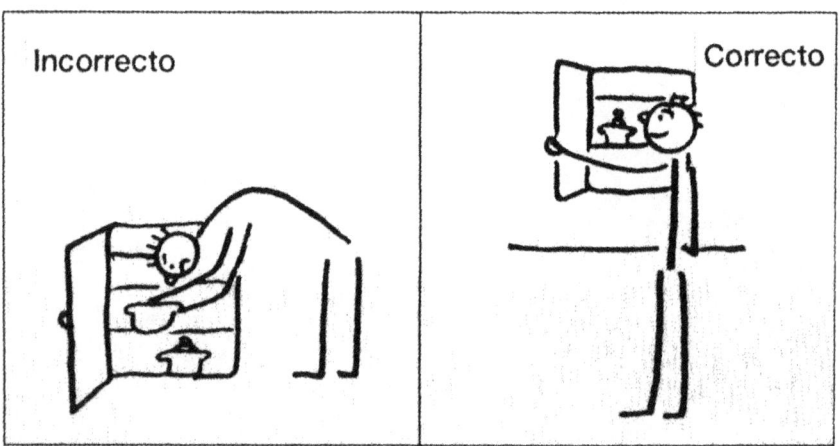

Incorrecto   Correcto

Observe si la distribución de sus armarios cumple estas condiciones. También sería recomendable que el refrigerador no estuviera en el suelo. Si es este el caso, mantenga la espalda recta y flexione las rodillas y las caderas cuando tenga que abrirlo.

Todas las superficies de trabajo deberían estar a una altura que le permitiera trabajar con la espalda recta. Si la superficie es demasiado baja deberá trabajar en una postura encorvada, con lo cual tanto su musculatura como sus discos intervertebrales se verán sometidos a un gran esfuerzo.

Si utiliza el horno, no se agache, sino póngase de cuclillas y mantenga el tronco erguido.

Trabaje preferentemente sentado, la altura de la silla y la mesa deben estar en armonía.

Una altura de mesa correcta está entre los 73 y los 76 cm. Comprobará si su mesa está a esa altura cuando pueda apoyar sobre ella los

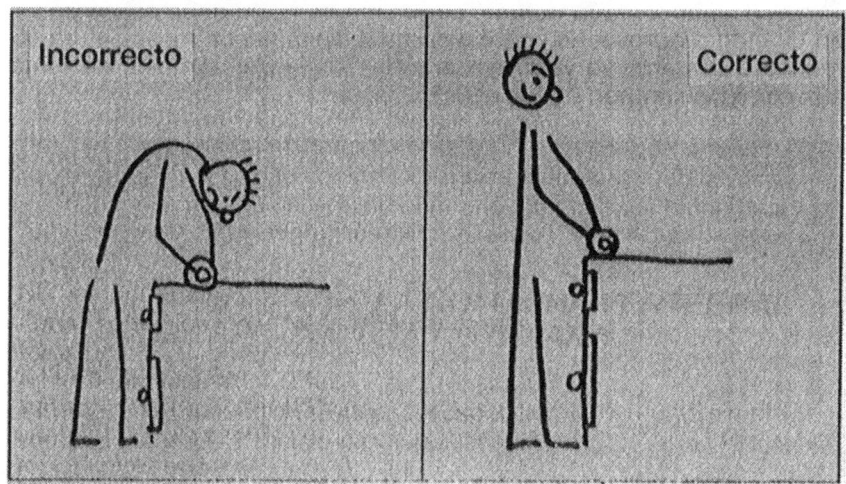

antebrazos de forma cómoda y relajada y los brazos formen un ángulo de 90°.

Si la mesa es demasiado alta se levantarán los hombros. En caso de una altura insuficiente, tendrá que inclinar su tronco hacia adelante redondeando la espalda. Ambas posturas someten a un sobresfuerzo tanto a los músculos como a la columna vertebral.

La silla deberá permitir que sus piernas tengan la suficiente libertad de movimiento. Los pies tendrán un firme contacto con el suelo, los muslos estarán en un ángulo de 90° con respecto a las pantorrillas.

La pelvis estará levantada, de tal forma que la columna descanse perpendicularmente sobre ella. Para ayudar a que la pelvis se incorpore, puede utilizar un cojín que se levante en forma de cuña.

Evite estar sentado durante largo tiempo. Haga otras cosas de vez en cuando o aproveche una pausa para estirarse. La musculatura sometida a esfuerzo se verá descargada. Acuérdese también de tomar sus comidas sentado con la espalda recta.

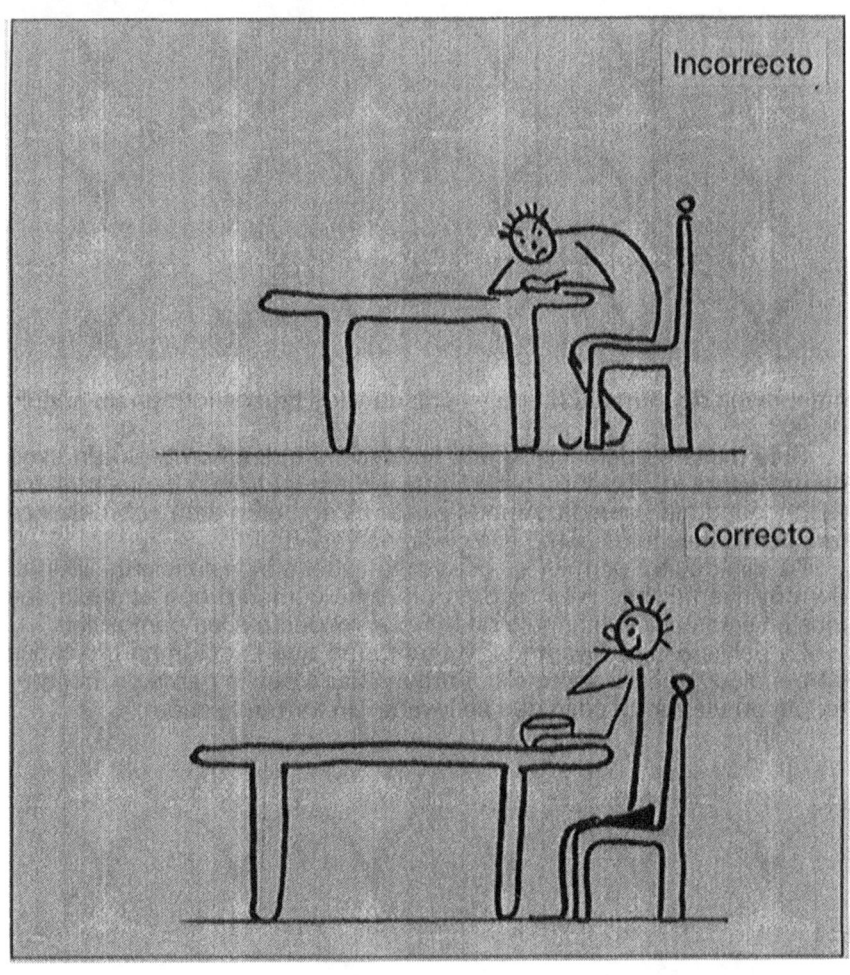

El cuarto de estar

Muebles dedicados para sentarse, como son el sofá o el sillón, a menudo no están pensados precisamente para ser beneficiosos para nuestra columna.

O bien el relleno es demasiado blando, y por consiguiente nos hundimos en ellos, o la superficie para sentarse es demasiado profunda, por lo que sentarse erguido es prácticamente imposible. Para poder apoyarse hay que desplazar los glúteos tan hacia atrás que las piernas se levanten del suelo, o sino hay que reclinarse y redondear la espalda. En ambas posiciones, la columna no recibe ningún apoyo, ninguna de ellas es indicada para descargar los discos intervertebrales. Después de un día ajetreado es necesario poder adoptar una postura de relajación. Sólo así la columna podrá mantener sus movimientos oscilatorios y debe ser ayudada en ello.

Por tanto, al comprar muebles dedicados para sentarse tenga en cuenta los siguientes criterios:
– Una altura adecuada de la superficie para sentarse le hará más fácil el levantarse.
– La profundidad de la superficie para sentarse deberá posibilitar el sentarse erguido, para lo cual la espalda deberá mantener un firme contacto con el respaldo y los pies estarán apoyados sobre el suelo.
– Elija un relleno cómodamente "duro" en el cual no se hunda de inmediato.

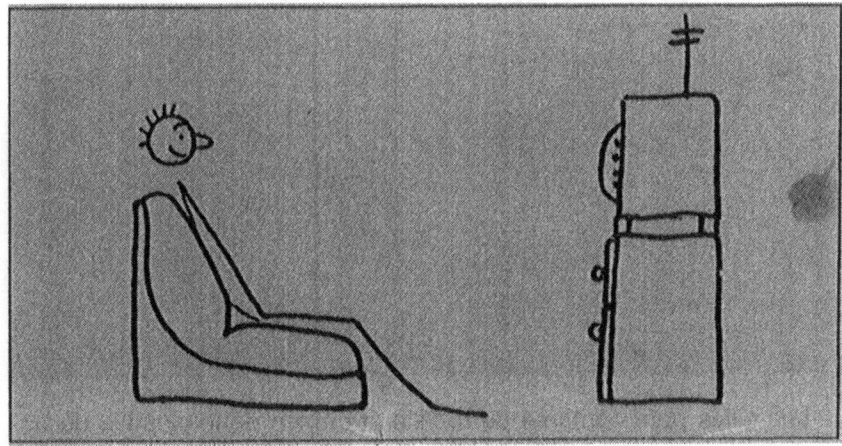

Si le gusta echarse en el sofá para, por ejemplo, leer un libro o echar la siesta, tenga en cuenta mantener un correcto apoyo de la columna vertebral.

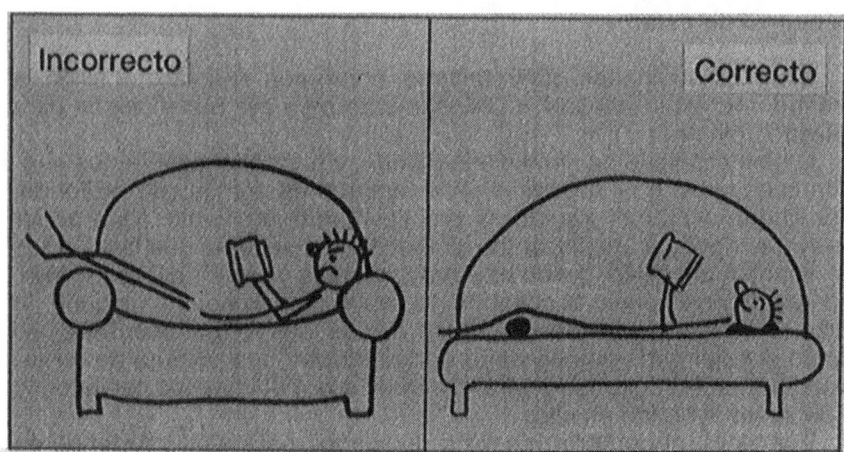

Ubicando un cojín debajo de las rodillas aligerará la columna lumbar.
Y echándose en un sillón con apoyapies se relajará más.
La columna se descarga y las piernas pueden levantarse.

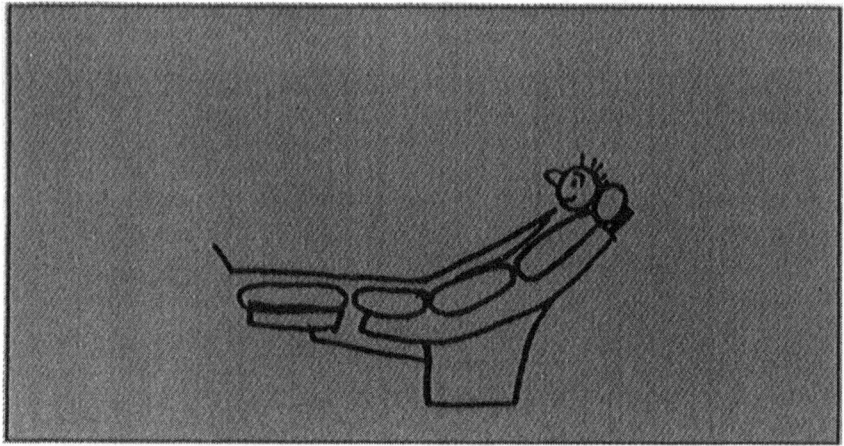

Las sillas para sentarse de rodillas, también denominadas de balancín, son una buena alternativa que puede utilizarse además de los habituales asientos. Deberían ser ajustables. El sentarse en ellos permite erguir la pelvis de forma casi automática y colocar la columna de una forma correcta con respecto a ella.

Sin embargo, si tiene problemas de rodillas, evite estas sillas, debido a que la rodilla enferma sería sometida a un sobresfuerzo, ya que tiene que mantener una fuerte flexión durante un largo tiempo.

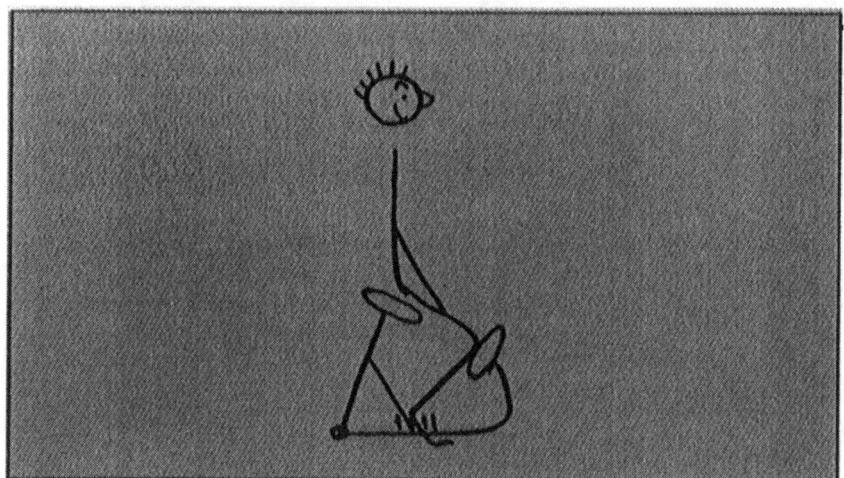

El dormitorio

¿Quién no se habrá despertado por la mañana con la espalda dolorida? El hombre pasa un tercio de su vida en la cama. El sueño nocturno debe servir para la recuperación y relajación de cuerpo y de la mente. Los discos intervertebrales se llenan de líquido durante este tiempo y se expanden. El cuerpo hace acopio de nuevas fuerzas para el día siguiente. Hay diferentes criterios sobre cual es la postura correcta en la cama, los cuales deben tenerse en cuenta para que nuestro sueño sea realmente reparador.

El colchón no debe ser demasiado blando para que el cuerpo no cuelgue en el medio.

Consiga un colchón duro y elástico que se adapte a su cuerpo. Es decir, debe de ceder allí donde la presión es mayor, principalmente en la región de nalgas y hombros. De esta forma, la columna puede conservar su forma natural.

Una tabla debajo de un colchón demasiado blando (p.e. de goma espuma) puede servir de alivio si ya existen dolencias.

Las camas francesas a menudo tienen colchones demasiado blandos. Si dos personas duermen sobre uno de estos colchones, el de me-

nos peso resbalará constantemente hacia el punto mas bajo y, consecuentemente, el sueño se hará intranquilo.

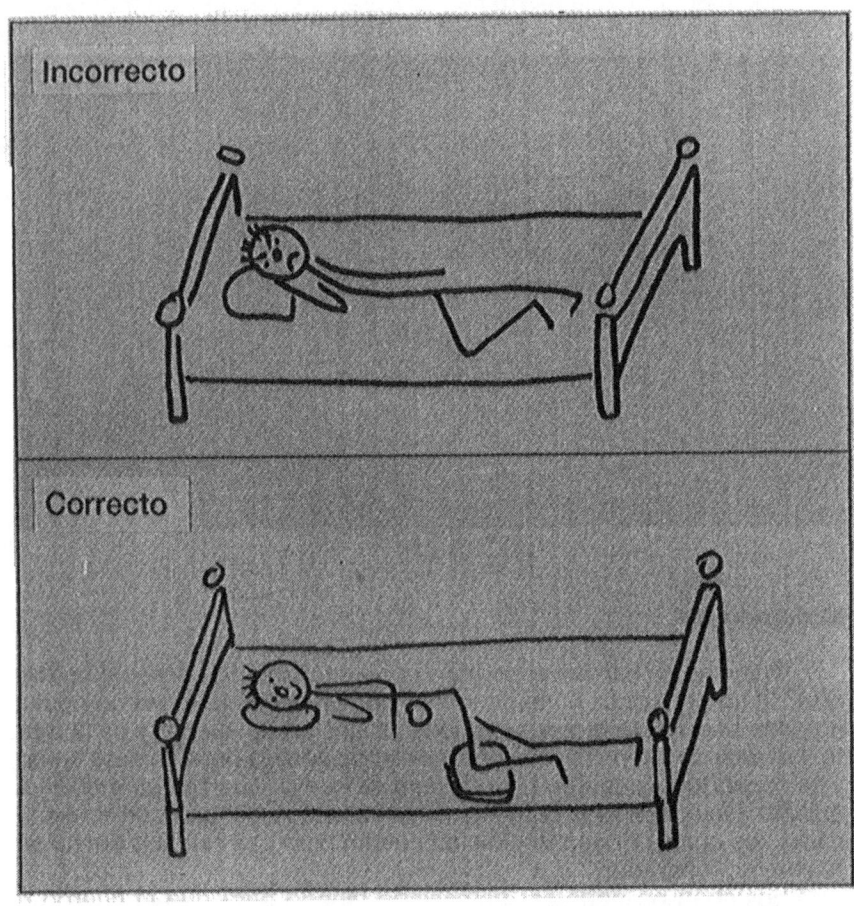

La cabeza no debe descansar sobre una almohada demasiado
alta, si no se producirá una flexión excesiva de la columna cervical y
dorsal. Una almohada plana es mucho más fisiológica.

Debería evitarse dormir boca abajo, ya que la columna se desvía y
la espalda cóncava se forma o se acentúa. Si no puede dormirse en
otra postura, coloque un pequeño cojín debajo del vientre.

Si dormir sobre la espalda le produce dolores en la región de la
columna lumbar, coloque un cojín debajo de las rodillas.

La posición lateral es la mejor para descargar los discos interverte-brales. Si suele flexionar la pierna superior, ésta debería descansar so-bre un pequeño cojín para evitar que la pelvis se desvíe.

Precisamente para las mujeres de poca cintura y caderas muy an-chas es muy recomendable colocarse un pequeño cojín debajo de la ro-dilla para descargar la columna vertebral.

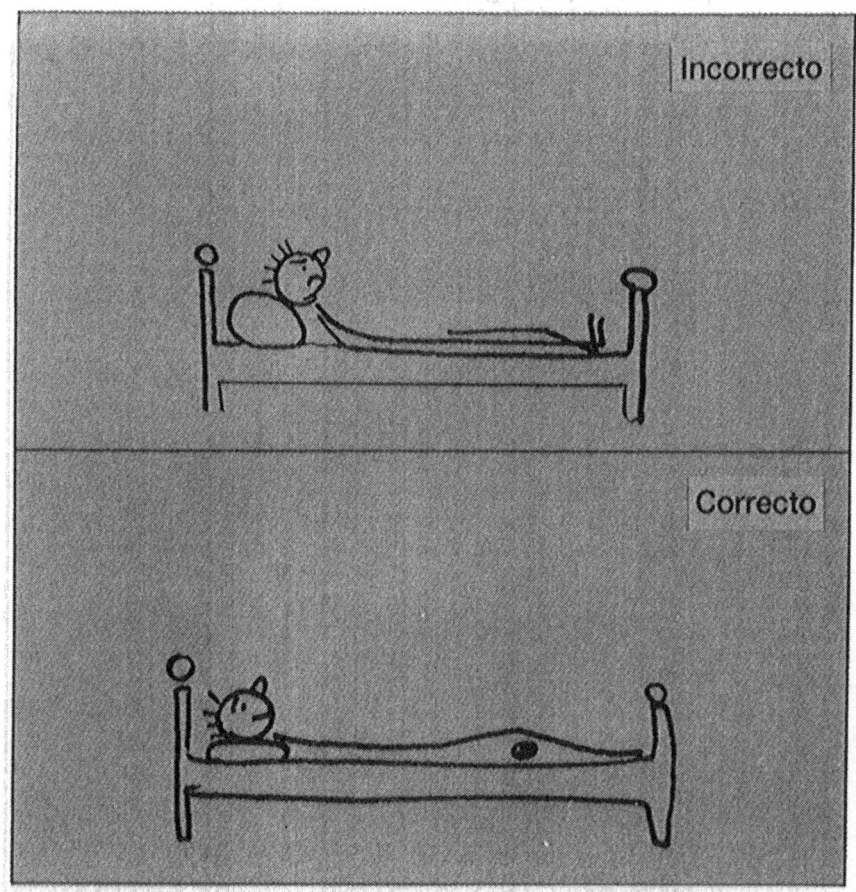

Conseguir que el cuerpo se relaje va íntimamente ligado al bienes-tar espiritual. Intente olvidarse de las preocupaciones después de un día agotador. Dé un pequeño paseo por la tarde o tome un baño caliente antes de ir a la cama. También unos ejercicios de relajación pueden ayudarle a dormirse.

A este respecto hay que hablar sobre la forma correcta de levantarse, para así poder empezar el día descansado. Active en primer lugar su musculatura estirándose y desperezándose. No se levante enseguida con la espalda recta, sino gírese hacia el borde de la cama con las

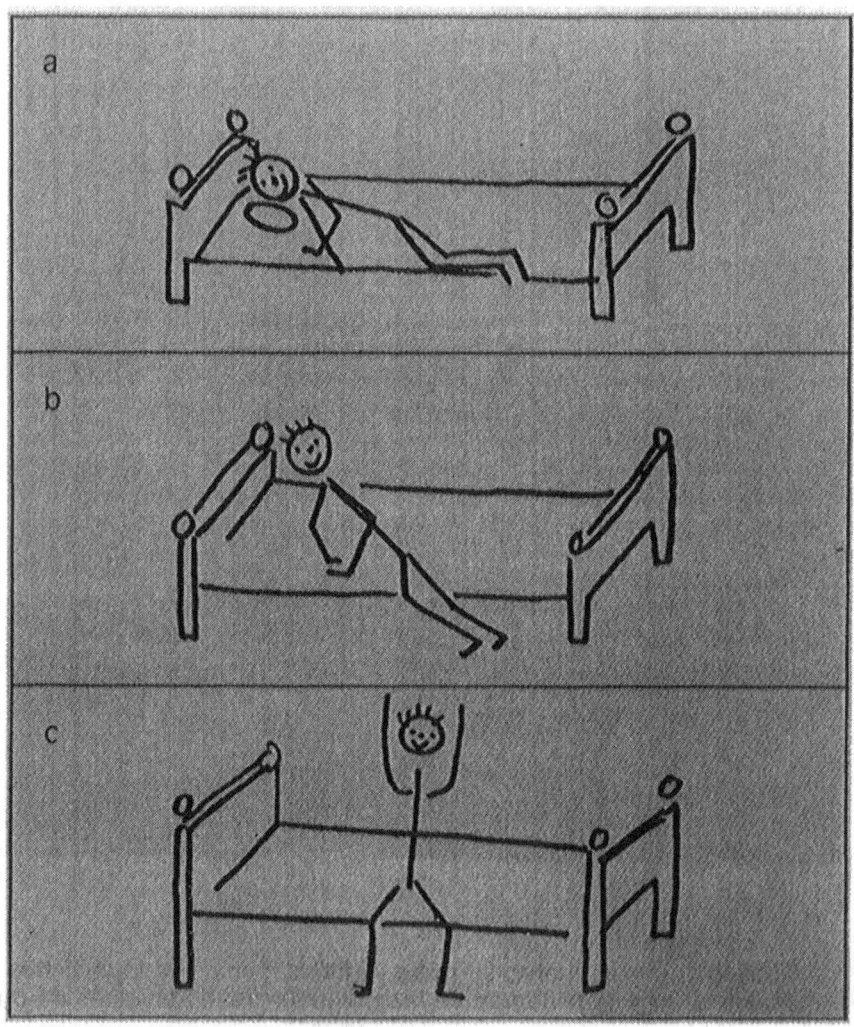

piernas flexionadas, apóyese sobre las manos y siéntese incorporándose lateralmente.

EL PUESTO DE TRABAJO

Actividades que se realizan sentado

Si Vd. realiza sus actividades sentado, la silla que utiliza es de gran importancia. Debería descargar la musculatura y los discos intervertebrales, los cuales ya se ven muy forzados por el estar sentado durante largo tiempo.

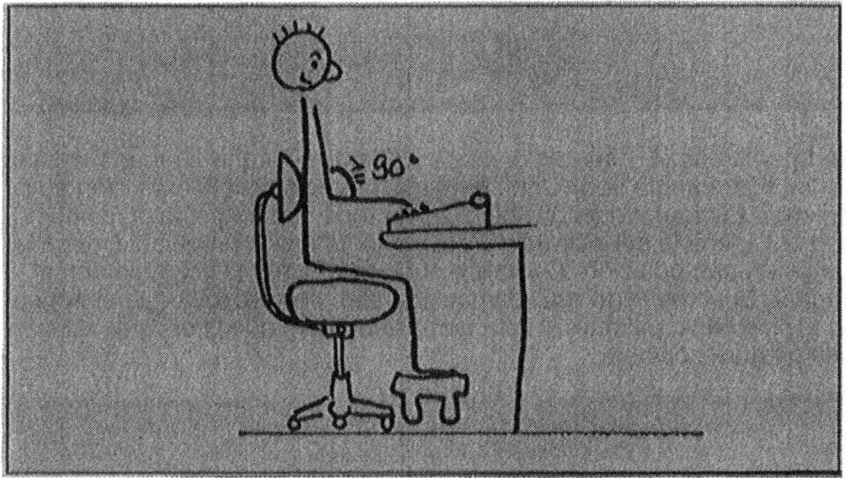

La superficie del asiento debería ser lo bastante grande para ofrecerles a sus nalgas y muslos la suficiente base de apoyo.

Estará ligeramente inclinada hacia adelante para contribuir a que la pelvis permanezca levantada. Si el respaldo está algo inclinado hacia atrás también desempeñará esta función.

El borde delantero de la silla será redondeado (romo) para no entorpecer el riego sanguíneo de los muslos.

La altura de la silla podrá regularse y adaptarse al tamaño del cuerpo. Sin embargo, los pies mantendrán un firme contacto con el suelo. Si su superficie de trabajo está demasiado alta, utilice un escabel que permita que sus piernas estén en ángulo recto.

Lo más sano es un respaldo que pueda inclinarse, que llegue hasta sus hombros o su cabeza y que sirva de apoyo a la forma anatómica

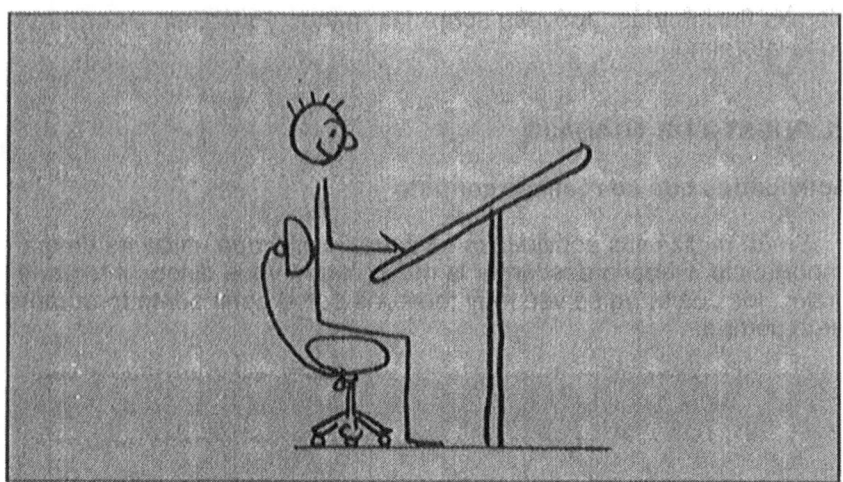

de la columna. En las regiones de cadera, columna lumbar y dorsal estará ligeramente abombada para así hacer posible la extensión de la espalda. Este apoyo es posible cuando toda la pelvis está en contacto con la superficie del asiento y el respaldo. Si éste es regulable, debería fijarse en una posición que sujete suficientemente la columna dorsal y lumbar. Si el respaldo está demasiado alto, ello provoca que el tronco se incline hacia delante, si está demasiado bajo que la espalda adopte una postura cóncava.

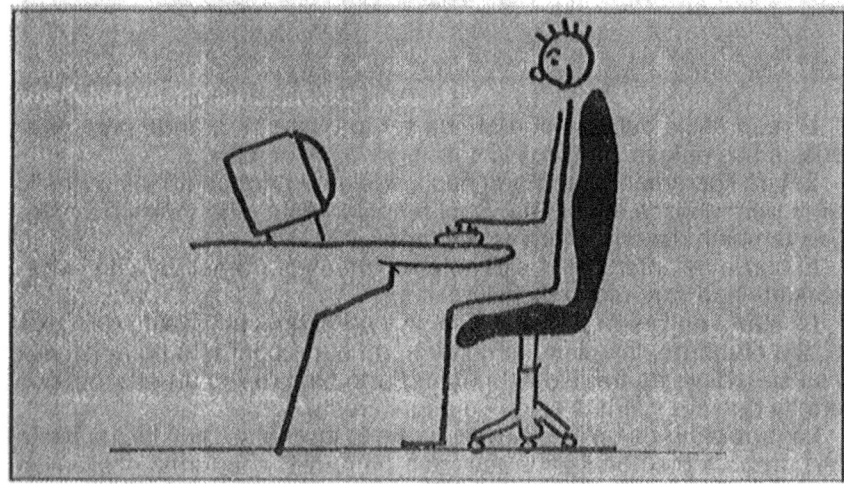

La altura de la mesa será correcta si puede apoyar los antebrazos en un ángulo de 90° sin tener que levantar los hombros. También debería notar que las piernas permaneciesen libres. En los trabajos "normales" en los que se requiere escribir, es recomendable que utilizar una mesa que se pueda inclinar. Ello hace más fácil permanecer sentado con la espalda recta y evita esfuerzos erróneos en el ámbito de la columna cervical y de los hombros.

Aquel que trabaje principalmente con la máquina de escribir o el ordenador, debería utilizar las mesas especialmente diseñadas para ello. Así, evitaremos el tener que inclinarnos hacia adelante constantemente. Trabajar con teclados viejos y demasiado levantados puede producir deformaciones. Por tanto, elija teclados planos. Como regla general podría decirse que la fila central del teclado debería estar a unos 3 cm por encima de la superficie de trabajo. El monitor de PC debería ser movible y estar alejado del cuerpo entre 50 y 70 cms. Coloque la pantalla paralela al cristal de la ventana. De esta forma se evitan reflejos de luz sobre la pantalla y los ojos se cansan menos.

Su superficie de trabajo tiene que ser grande para que pueda utilizar cómodamente sus medios de trabajo. Consecuentemente es preferible que la silla sea giratoria y esté provista de ruedas. Gire siempre todo el cuerpo manteniendo la espalda recta hacia aquella dirección en la que quiera buscar algo.

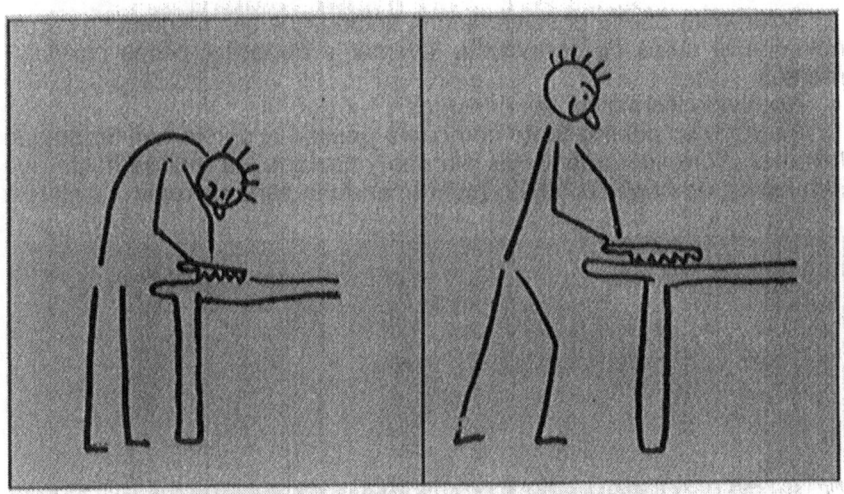

Actividades realizadas de pie

Si tiene un puesto de trabajo en el que tenga que estar de pie, permítase el lujo de llevar un buen calzado (ver capítulo: ropa y zapatos). Cuide de que la posición de la pelvis sea la correcta, y que esté en combinación con una postura que no dañe la columna vertebral. La mesa de trabajo no debería ser demasiado baja para no tener que estar delante de ella con la espalda encorvada.

Para atenuar la presión sobre los discos intervertebrales, traslade su peso de una pierna a otra o utilice un escabel, apoyando alternativamente los pies sobre él. Apóyese de vez en cuando contra una pared o siéntese cada vez que le sea posible. Apoye también su peso sobre las manos siempre que tenga ocasión.

En las actividades que se realizan de pie y sentado es válido lo siguiente: aproveche las pequeñas pausas para levantarse o sentarse, andar unos pasos, para estirarse e incluso para realizar unos cuantos ejercicios de movimiento.

La musculatura estará descargada y podrá activarse nuevamente. Con estas cortas interrupciones, también los discos intervertebrales se verán liberados de la presión a la que se ven sometidos constantemente y podrán recuperarse.

Levantar y depositar pesos

Solamente puede observarse una actitud que sea respetuosa con la columna si cuida de agacharse, levantar y depositar pesos correctamente.

No olvide los siguientes consejos:

Acerque su cuerpo tanto como sea posible al objeto que tenga que levantar. Abra ligeramente las piernas y flexione las rodillas hasta que sea capaz de coger el objeto manteniendo la espalda recta. Levántelo

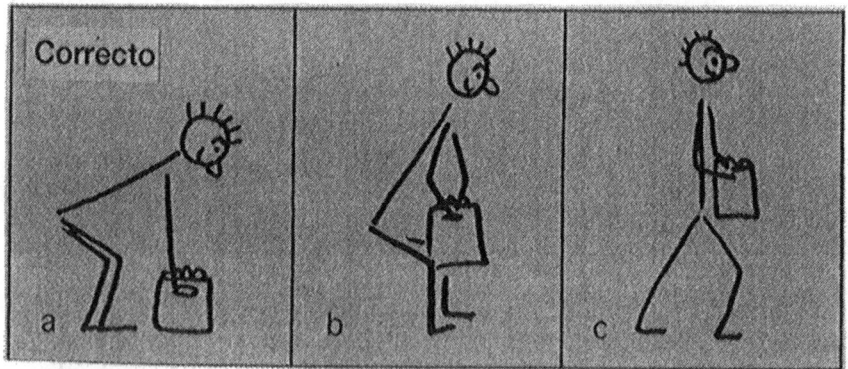

acercándolo hacia el cuerpo e incorpórese con la espalda recta estirando lentamente las piernas.

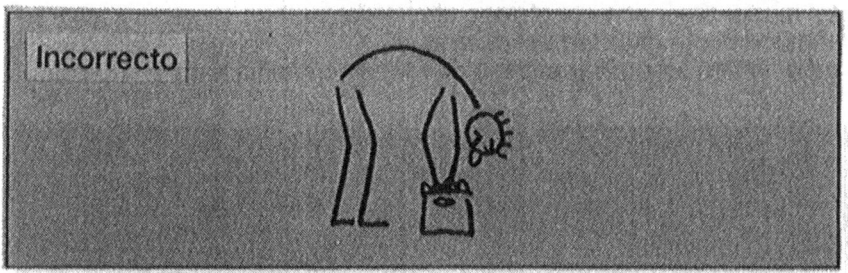

Al depositar el objeto actúe en orden inverso.

No se incline jamás con el tronco flexionado y las rodillas extendidas cuando vaya a levantar un peso.

La presión sobre los discos intervertebrales de la columna lumbar se incrementa enormemente.

Durante el levantamiento del peso deberá evitar sobre todo los movimientos giratorios del tronco. A causa del peso adicional, tanto la columna como los discos intervertebrales resultan sometidos a un esfuerzo unilateral y por tanto erróneo. Estas relaciones desiguales de presión y tensión pueden dar lugar a lumbago, a pinzamientos vertebrales y, en el peor de los casos, a hernias discales.

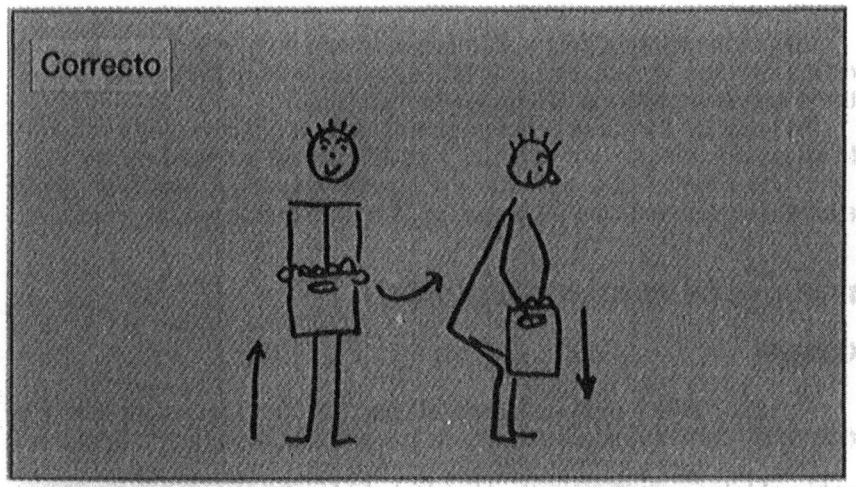

Por lo tanto, no olvide las siguientes indicaciones cada vez que lle-ve a cabo el levantamiento de un peso, p.e. al sacar una maleta o una caja del maletero de un coche:
– En primer lugar acercar el peso al cuerpo,
– seguidamente girar todo el cuerpo
– y por último, depositar el peso de forma no dañina para la espalda.

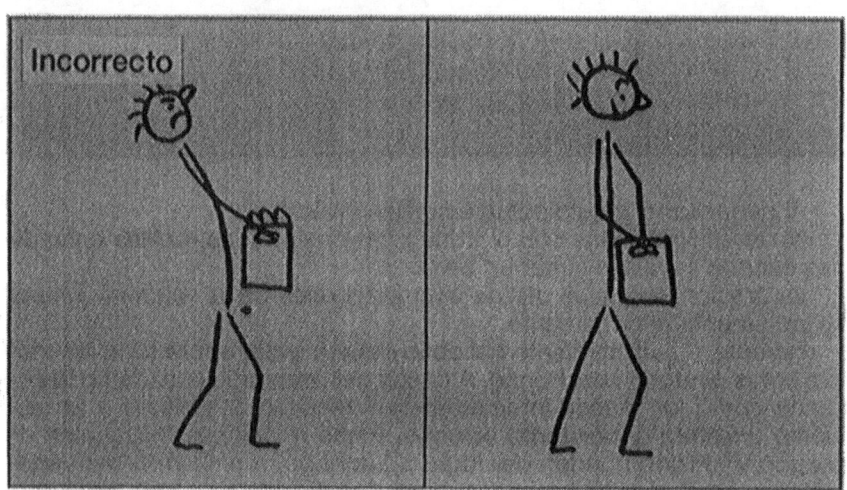

Lleve los grandes pesos siempre muy cerca del cuerpo, a la altura de las caderas-vientre. Evite sin embargo flexionar el tronco, de lo con-trario sobrecargaría los discos intervertebrales.

En lugar de cargarse unilateralmente con un peso es mejor repartir-lo en los dos brazos (ver capítulo: Actividades del cuidado de la casa).

Si los objetos que hay que transportar son muy pesados, pídale ayuda a alguien o utilice un pequeño carro que pueda estirar o empujar.

PRENDAS DE VESTIR Y CALZADO

Calzado

Nuestros pies tienen que llevar el peso del cuerpo. Los zapatos y la acción de caminar ejercen una gran influencia sobre nuestra postura.

Hay que aprender una correcta técnica para andar: El pie se apoya sobre el talón y se acomoda sobre toda la planta del pie, hasta que se produce una presión activa del pie sobre las almohadillas y el primer dedo.

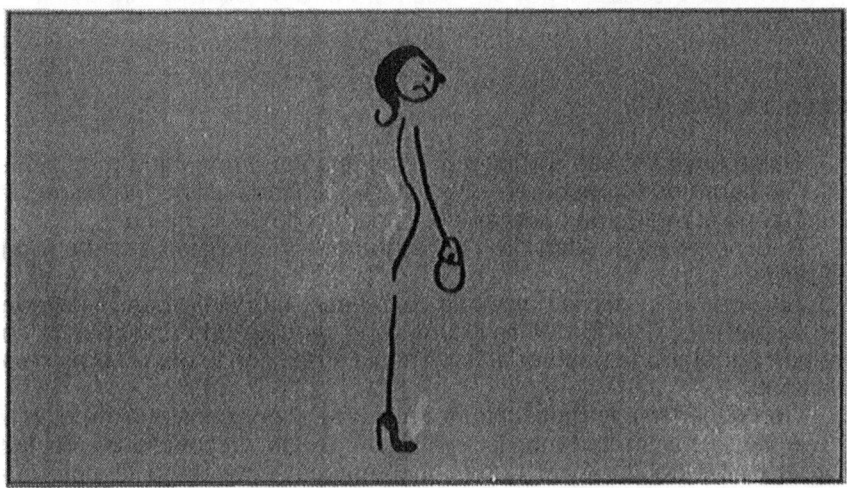

Por lo tanto, es necesario llevar un buen calzado. La suela debería ser blanda y flexible y tener un efecto amortiguador. Con ello se absorben las sacudidas sobre las articulaciones. El pie debe tener espacio suficiente dentro del zapato (aprox. 1 cm libre delante del primer dedo).

Los zapatos terminados en punta oprimen el pie y pueden producir dolores. Estos zapatos provocan posiblemente una actitud de protección, lo cual desemboca en deformaciones musculares. Utilizar una plantilla que se adapte a sus pies resulta un buen apoyo para el arco del pie. La persona que lleve zapatos de tacón alto constantemente no sólo perjudica sus pies, sino que altera toda la estática del cuerpo. El pie es sometido a un esfuerzo erróneo, ya que el peso recae sobre los dedos y no descansa sobre el arco y el talón. Puede llevar a un acortamiento de la musculatura de las pantorrillas. Los dolores se manifestarán en el ámbito del tendón de Aquiles y en las articulaciones de las rodillas.

Para poder mantenerse erguido, deberá adelantar la pelvis. Ello por su parte conlleva un aumento de la concavidad de la espalda y los discos intervertebrales se verán comprimidos unilateralmente.

Después de haber estado de pie y haber realizado dicho esfuerzo, relaje sus pies con un baño caliente.

Un pequeño programa de gimnasia para sus pies:
– Agarre algo con los dedos de los pies.
– Separe los dedos.

– Mueva todos los dedos unos contra otros.
– Flexione y extienda los dedos y haga girar los pies.
Un masaje realizado por uno mismo u otra persona contribuye a la relajación.

Prendas de vestir

Quien haya llevado alguna vez unos tejanos o una falda muy ceñidos se habrá dado cuenta de como queda limitada la libertad de movimiento de la región de caderas-pelvis dentro de estas prendas.
Solamente se pueden dar pasos grandes y normales girando toda la pelvis.
Al sentarse la pelvis no puede levantarse, una cintura tan ajustada no lo permite. Cuando se lleva una ropa de este tipo únicamente se puede adoptar una postura echada hacia atrás, con lo cual el tronco se flexiona.
Con el tiempo, la musculatura se acorta, y por consiguiente disminuye de forma importante la movilidad de las articulaciones de las caderas. La columna no puede mantenerse recta dado la posición incorrecta de la pelvis, y, por lo tanto, los discos intervertebrales se ven sometidos a una sobrecarga unilateral. Por estas razones, lleve siempre ropa cómoda y holgada que no limite sus movimientos.

CONDUCIR

Quien tenga que utilizar frecuentemente el coche conocerá las molestias resultantes de esta actividad.
Es imprescindible controlar la regulación del asiento del conductor y la propia postura. También aquí es importante cargar la columna correctamente desde el punto de vista anatómico y fisiológico, es decir, apoyándola de forma natural. Condición previa es disponer de un respaldo regulable. Será inclinado hacia atrás hasta el punto que aún se alcance cómodamente el volante y se pueda mirar hacia adelante manteniendo la cabeza levantada. Los muslos deberían descansar totalmente sobre el asiento.
Es incorrecto estar "pegado" al volante. Consecuencia de ello son la sobrecarga de los discos intervertebrales y la deformación de la región de los hombros.
Los apoyacabezas regulables alivian la musculatura de la nuca.
Unos asientos dados de sí o demasiado blandos no permiten adoptar una postura que beneficie a la espalda. Un cojín puede sernos de ayuda. Son muy recomendables los asientos envolventes, los cua-

les desgraciadamente son bastante caros. Pueden regularse individualmente, de modo que se puede apoyar la columna de forma ideal. Si tiene dificultades al subir o bajar del coche, apóyese en las manos. De esta manera su peso quedará mejor repartido.

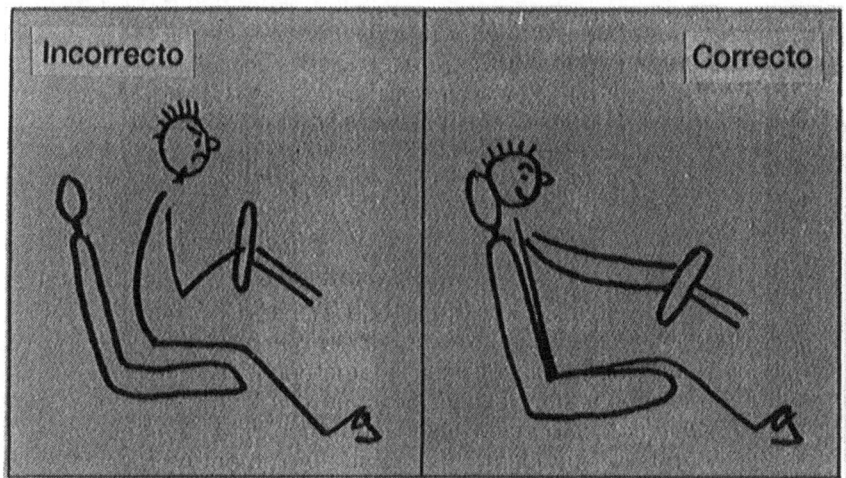

Si tiene que recorrer distancias mayores, piense en introducir pequeñas pausas (a poder ser, cada 2 horas). Aproveche el tiempo para estirar las piernas. Con ayuda de algunos ejercicios de relajación para la región de hombros-nuca (ver capítulo: Ejercicios sentado y de pie), evitará posibles deformaciones, y llegará a su destino sin molestias.

EMBARAZO – LEVANTAR Y LLEVAR NIÑOS PEQUEÑOS

Embarazo

Cuando la cintura crece a gran velocidad en los últimos meses de embarazo, es especialmente importante mantener una postura erguida.

Muchas embarazadas permiten que la pelvis se desplace hacia adelante, dada la falta de fuerza de la musculatura del tronco, lo cual tiene como consecuencia el aumento de la forma cóncava de la espalda. La musculatura de la columna lumbar se distiende, y los discos intervertebrales resultan cargados unilateralmente. A esta postura errónea le siguen dolores de espalda. Si en este tiempo se siguen llevando zapatos de tacón alto, la estática del cuerpo se ve perturbada doblemente.

Por lo tanto, también aquí es válido lo siguiente:
- Mantener una postura erguida del cuerpo.
- Calzar zapatos cómodos de tacón bajo o completamente planos.
- Realizar las actividades sentada lo más frecuentemente posible, con las piernas separadas a la altura de las caderas, de tal forma que el peso esté mejor distribuido.

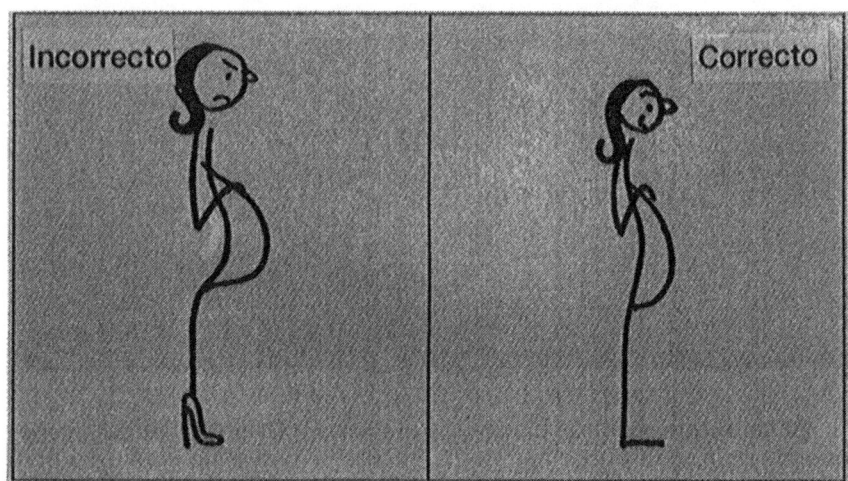

Levantar y llevar niños pequeños

Los bebés de corta edad se pueden llevar cómodamente en los brazos a la altura del vientre. No permita que el peso la desplace hacia atrás, sino cuide de mantener la columna recta.

Los niños pequeños que se lleven en brazos, pueden ser apoyados en las caderas. Cambie a menudo de lado, y su columna, como la del niño, podrá relajarse.

Los llamados portabebés que se colocan a la espalda constituyen una buena alternativa a la hora de llevar niños algo mayores. Una musculatura del tronco fortalecida y una correcta postura de la columna evitan que se produzcan esfuerzos incorrectos por causa del peso adicional.

Cuando coloque al bebé en el cochecito (cuna) o lo saque de él, adopte la postura de paso y traslade el peso del cuerpo sobre la pierna delantera, con lo cual su espalda podrá mantenerse recta.

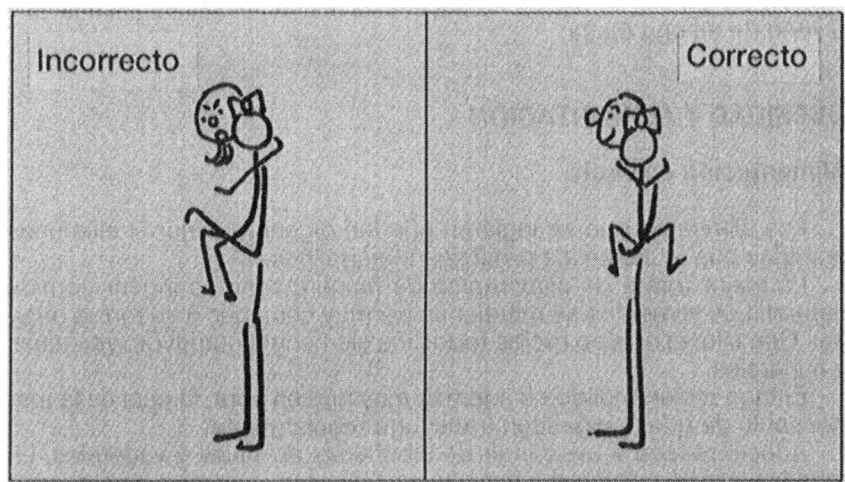

Al levantar al niño, póngase de cuclillas con la espalda recta. No levante al niño con las rodillas estiradas y el tronco inclinado hacia adelante. El esfuerzo es excesivo para sus discos intervertebrales (ver capítulo: Levantar y depositar pesos).

Cambiar y vestir niños pequeños también puede realizarse en una postura que no dañe la espalda.

Para cambiar los pañales prepare una mesa delante de la cual pueda estar de pie. También será más fácil vestir al niño si no tiene que

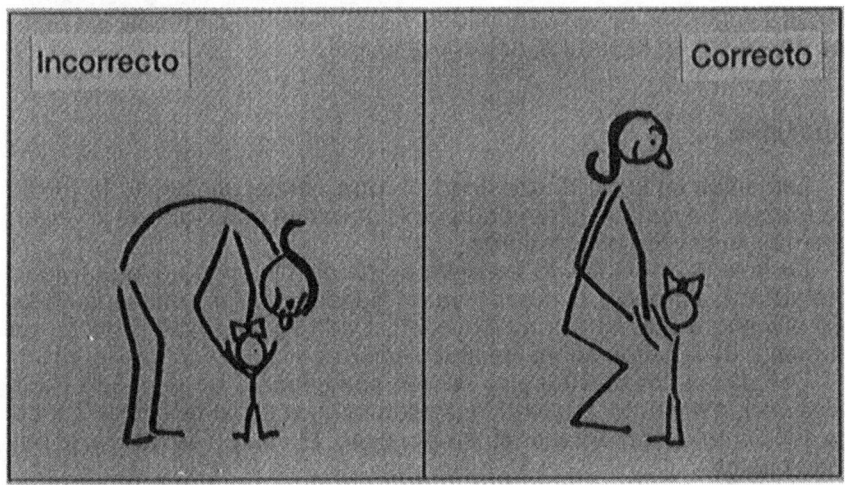

agacharse constantemente, es decir, con el niño de pie sobre una silla o sentado en una mesa.

OBESIDAD Y ALIMENTACIÓN

Alimentación correcta

Los alimentos que se ingieren pueden digerirse mejor si elije unas comidas que aceleren los procesos metabólicos.

La mejor forma de alimentarse de manera sana es ingerir comida natural. Los alimentos se mantienen así muy cercanos a su forma original. Con ello, el cuerpo recibe todos los elementos nutritivos, vitaminas y minerales.

El trigo recién molido es además muy rico en fibra, la cual es la responsable de que la digestión transcurra regularmente.

Acostúmbrese a prescindir de albúminas animales y vegetales. Limite la ingestión de productos cárnicos, ya que el exceso de albúmina inhibe los procesos metabólicos. Fruta fresca y verdura, ensaladas, pescado, leche, productos a base de cereales y patatas deberían figurar a menudo en su plan de comidas. Evite los alimentos azucarados y grasos, como golosinas y tentenpies. Muestre su preferencia por productos magros y pobres en azúcar y grasas. Una suficiente ingestión de líquido es muy importante para la actividad de los riñones. Debería tomar entre 2 y 3 litros de líquido por día. Pero tenga cuidado con los zumos de fruta. La mayoría de las veces su contenido en azúcares es enorme. Apague su sed con té sin azúcar, agua mineral o zumos de frutas y vegetales recién exprimidos. Contrólese regularmente los niveles de azúcar en la sangre, colesterol y urea.

Obesidad

Lamentablemente, la obesidad es otra consecuencia de la forma de trabajar hoy en día. Gran parte de la actividad corporal nos la quitan las máquinas y los ordenadores.

La falta de movimiento conlleva a una disminución de la actividad metabólica, es decir, el cuerpo ya no puede asimilar adecuadamente los alimentos que se le proporcionan. Cada kilo de más provoca un aumento de la carga sobre las articulaciones y la columna vertebral.

Los discos intervertebrales se ven sometidos a un aumento de la presión y, a menudo, a que la musculatura de la espalda le falta la fuerza suficiente para mantener su propio peso. El cuerpo se hunde, la barriga cuelga.

Por todo ello, debemos concienciarnos como perjudica al cuerpo la obesidad. Una alimentación equilibrada, así como una actividad deportiva, contribuyen a recuperar la movilidad orgánica.

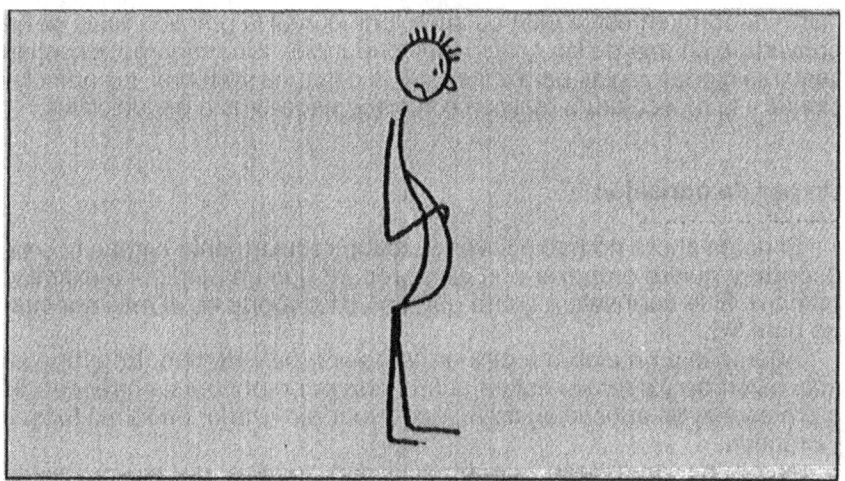

TIEMPO DE OCIO Y DEPORTE

El mundo civilizado, con su técnica, sufre las consecuencias de la falta de movimiento. Estamos de pie o sentadosa menudo y durante demasiado tiempo.

Hay que pensar solamente en las típicas actividades de oficina o en los "oficios de pie" como son los de vendedor o peluquero.

Las posturas unilaterales y principalmente estáticas conducen a deformaciones y trastornos del sistema músculo-esquelético.

Antiguamente, cuando el hombre debía esforzarse más corporalmente, esos síndromes eran infrecuentes.

¡El cuerpo vive del movimiento!

Tanto la musculatura como el sistema cardiocirculatorio deben entrenarse para estar a la altura de las necesidades de hoy en día y no atrofiarse.

Piense en el hecho de que cada movimiento es beneficioso para el cuerpo, siempre que se realice correctamente. La musculatura está mejor irrigada, el metabolismo se va estimulando. Por ello, su cuerpo permanecerá fuerte y elástico. No se enfade cuando el ascensor esté estropeado. Alégrese de tener una oportunidad para moverse y utilizar las escaleras. No hay porque recorrer en coche cualquier pequeña distancia. Disfrute de ese corto paseo al aire libre. En lugar de pasarse la tarde viendo la tele, procure hacer deporte. Dando una vuelta en bicicleta o un paseo relajante. Cualquier actividad física es mejor que estar sentado de forma pasiva. Por suerte mucha gente se ha animado a hacer deporte en estos últimos años, por lo cual la práctica física se ha convertido en una de las actividades preferidas. Sin embargo, deberían seguirse ciertas reglas para evitar que la columna vertebral, las articulaciones y la musculatura realicen esfuerzos excesivos o perjudiciales.

Un par de consejos

Si hasta ahora no había llevado a cabo regularmente ningún tipo de deporte y quiere empezar con ello, procure que un médico le examine primero. Él le aconsejará sobre qué tipo de deporte es el más adecuado para Vd.

Apúntese a un club o a otra organización de este tipo. En grupo es más divertido y además estará controlado por monitores, entrenadores o profesores de educación física, que le podrán ayudar de forma teórica y práctica.

Antes de comenzar con la actividad, realice un calentamiento corriendo o haciendo ejercicios gimnásticos, como el streching. El sistema cardiovascular y el aparato locomotor estarán a punto para el esfuerzo que sigue. Después del entrenamiento, también es de gran importancia observar una pausa de recuperación, a base de pequeñas carreras y ligeros ejercicios de estiramiento. Ir a la sauna y tomar bebidas con alto contenido en minerales acelerarán la recuperación del cuerpo.

Si siente unos dolores persistentes durante o después del entrenamiento deportivo, consúltelo a su entrenador. Quizás se trate de una errónea realización de un ejercicio, o de que ha sobrestimado su cuerpo de tal forma que su aparato locomotor está resentido. Si las molestias no remiten, acuda a su médico. Aprenda a determinar dónde está su límite para el esfuerzo. Los dolores son buen indicador de ello. Es importante no exagerar las actividades por causa de un orgullo mal entendido. El deporte debe ser sano y no dañar al organismo.

A continuación recomendamos algunos deportes que son beneficiosos para la columna vertebral.

Natación

Ningún otro deporte es tan recomendado por los médicos como la natación. La fuerza ascensional del agua se ocupa de que el cuerpo pierda peso, con la cual tanto la columna como los discos interverte-brales se ven descargados. Al vencer la resistencia de agua la muscu-latura resulta fortalecida.

Nadar braza solamente está indicado si se realiza correctamente desde el punto de vista del estilo. Si por el contrario mantiene la cabe-za constantemente fuera del agua, se produce una sobrecarga de la región de la columna cervical y un aumento de la lordosis lumbar.

La gimnasia acuática y el denominado aquatraining (entrenamiento con pesos debajo del agua) son muy adecuados para fortalecer la mus-culatura y movilizar las articulaciones.

La temperatura del agua debería estar entre 32 a 34° C.

Excursionismo

El andar es nuestra manera actual de trasladarnos. Hacer excursio-nes a paso ligero es un excelente entrenamiento para el sistema car-diovascular y toda la musculatura. La columna vertebral mantiene su forma natural. Gracias al movimiento rítmico se asegura la buena colo-cación de los discos intervertebrales.

En este deporte es muy importante disponer de un buen equipo. Un calzado fuerte y de calidad con efecto amortiguador vela por una buena sujeción de los pies. Al excursionista se le recomienda llevar siempre consigo dos bastones graduables. Con ellos se pueden dismi-nuir las sacudidas sobre las articulaciones, ya que quedan absorbidas por ellos.

Jogging

La carrera rítmico-dinámica ofrece unas excelentes posibilidades para entrenar nuestro cuerpo. También aquí es determinante aplicar una técnica correcta y tener un equipo adecuado que evite esfuerzos incorrectos. Tenga en cuenta que el peso de su cuerpo debe ser reco-gido en cada paso. Una realización armoniosa y cuidadosa del movi-mieto sólo es posible cuando la musculatura está bien desarrollada y el movimiento rodante del pie transcurre debidamente. El pie se apoya sobre el borde exterior del talón y rueda sobre el arco del pie hasta el primer dedo.

Unas zapatillas deportivas con suela amortiguadora y una plantilla que se ajuste a su pie evitan que las articulaciones sufran golpes. Co-rra preferiblemente sobre el suelo blando y flexible del bosque que so-bre el duro asfalto. Si se siguen estas reglas, el jogging se convierte en uno de los deportes más recomendables. El intercambio regular de carga y descarga actúa de masaje sobre los discos intervertebrales. El sistema cardiovascular está entrenado, y la totalidad de la musculatura de tronco y piernas resulta fortalecida.

Esquí de fondo

El esquí de fondo no solamente es útil para activar el sistema cardiovascular, sino también para conseguir el fortalecimiento y la estabilidad de la musculatura del tronco.

Todo el cuerpo se pone en movimiento, mientras la columna vertebral mantienen su forma natural con una ligera inclinación hacia adelante. El desarrollo rítmico del movimiento cuida de que los discos intervertebrales reciban un masaje, lo cual asegura su perfecto estado.

Ir en bicicleta

Movidos por la creciente polución de nuestro medio ambiente y por el furor que despiertan las nuevas bicicletas de montaña, muchas personas han recuperado esta práctica.

Ir en bicicleta es un buen entrenamiento para el sistema cardiovascular y para la musculatura de las piernas.

Sin embargo, la musculatura del tronco sólo se mueve de forma estática. Las bicicletas de carrera no son muy recomendables, ya que

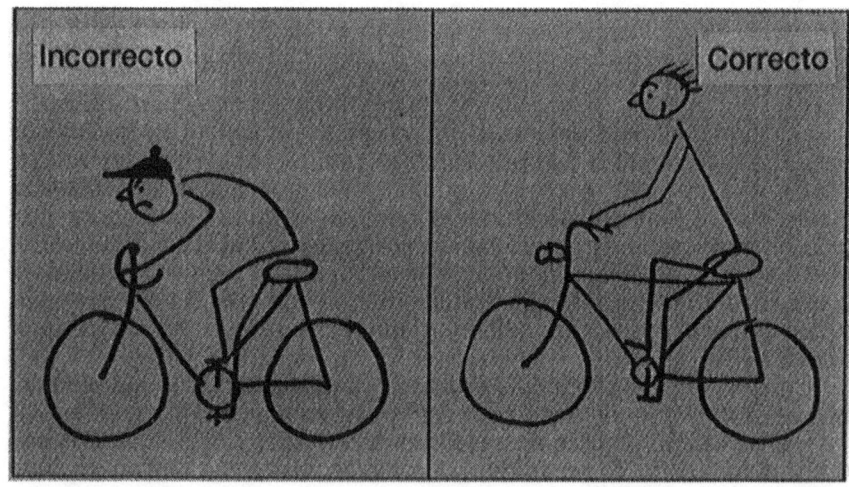

el tronco se flexiona y la cabeza debe mantenerse pegada a la nuca. Como consecuencia de ello se producen deformaciones de la musculatura de hombros y nuca y sobresfuerzos de los discos intervertebrales. Un volante colocado a una altura suficiente y a una distancia correcta con respecto al sillín son imprescindibles para que el tronco se mantenga en una postura correcta.

El tronco y la cabeza deben poder levantarse para que los movimientos oscilantes de la columna mantengan su naturalidad.

Musculación con aparatos

Esta forma de entrenamiento es muy recomendable si se está en manos de un buen entrenador y se tienen en cuenta sus consejos de experto.

Si se utilizan los aparatos de forma inapropiada y no se dispone del asesoramiento de un especialista, este tipo de entrenamiento puede acarrearle a nuestro aparato locomotor, sobre todo a la columna y los discos intervertebrales, más perjuicios que beneficios.

En consecuencia tenga en cuenta los siguientes aspectos:

Solamente los ejercicios realizados correctamente son útiles para desarrollar la fuerza. Si el peso levantado es demasiado pesado, no podrá evitar tener que ayudarse con todo el cuerpo. Por ello no realizará el ejercicio debidamente y la columna sufrirá por causa de la presión y la tensión a la que se ve sometida.

Sobre todo al principio es importante no esforzar su cuerpo excesivamente con pesos demasiado grandes. Practique con pequeños pesos. Aumente primero el número de repeticiones antes de añadir otro peso. Controle su postura antes y durante la realización del movimiento. El tronco y por lo tanto la columna permanecerán estables. No lleve a cabo únicamente ejercicios de musculación, sino que desarrolle su resistencia y favorezca la elasticidad de los músculos siguiendo un programa pensado para ello.

Control y ayuda en caso de dolencias

La observación de uno mismo contribuye a que Vd. sepa en qué medida se comporta de forma beneficiosa y dañina para su espalda, tanto en la vida cotidiana como en el tiempo libre. No tiene ninguna importancia que sufra de pequeñas dolencias o solamente actúe preventivamente.

Los consejos para la vida cotidiana están pensados como una pauta general a seguir.

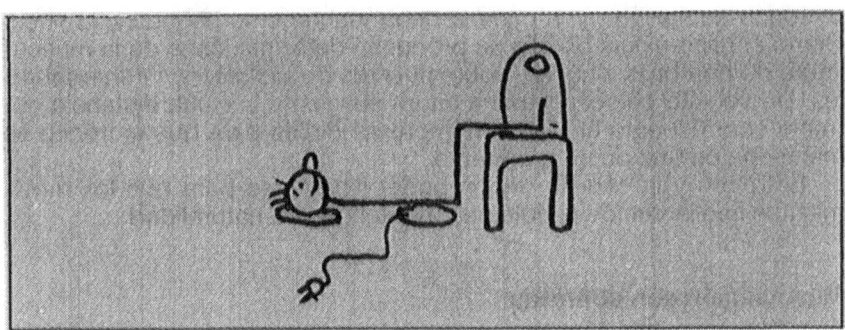

Aquí es importante tenerlos muy en cuenta para que su aplicación se convierta en una costumbre. A modo de ejemplo, diremos que es costumbre agacharse con las piernas extendidas para levantar un objeto, pero, por el contrario, ponerse de cuclillas es la mejor forma de que su espalda permanezca recta y no sufra daños.

Piensa Vd. mismo cuándo somete su columna a acciones perjudiciales y cómo puede evitarlas.

Adopte una postura erguida tan a menudo como sea posible, tanto de pie como sentado. Controle y, en caso necesario, corrija su postura durante sus actividades.

Aún mejor, si trabaja con otra persona para conseguir una postura de movimiento beneficiosa para la espalda pueden indicarse mutuamente los fallos y felicitarse si no los han cometido. Vd. mismo tiene que hacer algo por mantener su espalda tan sana como sea posible. Ello va unido a un programa de gimnasia específico –especialmente si ya han aparecido dolencias. Practicar de forma regular y diariamente durante 5 ó 10 minutos es más sensato que una vez por semana durante una hora. El programa de ejercicios debería estar tan plenamente integrado en su vida cotidiana como es el cepillarse los dientes.

Si quiere relajar su columna, la cual está deformada y dolorida, es recomendable la postura en escalera. Los muslos están apoyados horizontalmente sobre el asiento de una silla. Esta postura también está indicada para aquellos pacientes que sufren de una dolencia aguda de los discos intervertebrales, como es el lumbago. Una esterilla colocada debajo de la zona de dolor ayudará a aliviar las molestias. El calor aumenta la irrigación de la musculatura, con lo cual se pueden mejorar las contracturas. Un baño caliente, una botella de agua o una esterilla realizan esta función. En las tiendas especializadas encontrará esterillas especiales para la nuca, así como también bolsas de calor reutilizables.

Especialmente en la época del año que más frío y humedad hace, cuide de ponerse ropa caliente y que permita la transpiración. La región de la columna vertebral es muy sensible al frío y tiende a contracturarse de forma dolorosa si la ropa es insuficiente. Los masajes y los ejercicios de estiramientos específicos para ellos relajarán la musculatura. Los correspondientes ejercicios para la columna lumbar los encontrará en el segundo y tercer bloque de ejercicios en decúbito supino. Ejercicios para la musculatura del cuello y hombros los encontrará como ejercicios sentado y de pie. En casos de ciática aguda, no sobrepasar nunca el límite del dolor al realizar los ejercicios, ya que el nervio ciático se vería aún más irritado. En este estado, también habría que evitar masajes. Elija por tanto una postura que sea cómoda para Vd.

Colgarse de los marcos de las puertas o de un aparato diseñado para ello, contribuirá a aliviar estas deformaciones.

APÉNDICE

DEFINICIONES

Actividad muscular estática: Actividad de sostén de la musculatura, acortamiento de las fibras musculares.

Actividad muscular rítmico-dinámica: Movimiento muscular, que está marcado por tensión y relajación.

Anatomía: Enseñanza sobre la estructura del cuerpo de los seres vivos.

Artrosis: Enfermedad de las articulaciones principalmente degenerativa (que se aparta de la norma).

Cifosis: Curvatura ligera y normal hacia afuera de la columna dorsal. Si la curvatura está demasiado acusada puede ser debido a una razón patológica.

Contracción: Tensión de la musculatura, contracción de las fibras musculares.

Crunch: Ejercicios de fortalecimiento para la musculatura abdominal recta y oblicua.

Degeneración: Decadencia, anomalía.

Escoliosis: Desviación lateral de la columna.

Espalda cóncava: Aumento de la concavidad hacia adelante de la columna vertebral en la región de la columna lumbar.

Espondilitis: Artrosis de las articulaciones, enfermedad degenerativa de las vértebras y discos intervertebrales.

Fisiología: Ciencia de la naturaleza viva, de los procesos de la vida.

Hernia discal: La cápsula fibrosa alrededor del disco intervertebral está destruido. Por ello, el núcleo se desplaza hacia afuera y ejerce presión sobre las terminaciones nerviosas.

Lordosis: Curvatura normal hacia adelante de la columna cervical y lumbar.

Lumbago: Dolores de espalda que aparecen repentinamente y que pueden estar causados por:

a) Un proceso degenerativo de los discos intervertebrales o la columna vertebral (p.e. deformación de los discos o bloque de una articulación de la columna).

b) Movimientos súbitos desacostumbrados.

Movilización: Hecho de mover una articulación.

Musculatura crural: Musculatura lateral del muslo.

Osteocondrosis: Degeneración de hueso y articulación.

Osteoporosis: Descomposición, atrofia del hueso.

Preventivo: Profiláctico.

Rehabilitación: Recuperación.

Síndrome: Cuadro clínico resultante de la coincidencia de síntomas de la enfermedad de causa común.

Síndrome ciático: Dolores producidos por la presión o el pinzamiento sobre la raíz del nervio ciático. Se extienden por todo el recorrido del nervio, es decir, desde el sacro, pasando por la cara exterior del muslo, hasta el pie.